THE OVERCOMING BULIMIA WORKBOOK

暴食症康复指南

【美】 兰迪·E.麦凯布 / Randi E. McCabe
特勒西·L.麦克法兰 / Traci L. McFarlane
马里恩·P.奥姆斯特德 / Marion P. Olmsted ◎著

谭浩◎译

U0190878

重庆大学出版社

THE OVERCOMING BULIMIA WORKBOOK：YOUR
COMPREHENSIVE, STEP-BY-SIEP GUIDE TO
RECOVERY By RANDI E. MCCABE, TRACYI L.
Copyright：© 2003 BY RANDI E. MCCABE, TRACYI L.
MCFARLANE, AND MARION P. OLMSTED
This edition arranged with NEW HARBINGER PUBLICATIONS
Through Big Apple Agency,Inc. ,Labuan,Malaysia.
Simplified Chinese edition copyright：
2013 CHONG QING UNIVERSITY PRESS
All rights reserved.

版贸核渝字（2012）第 149 号

图书在版编目（CIP）数据

暴食症康复指南／（美）麦凯布（McCabe，R. E.），
（美）麦克法兰（McFarlane，T. L.），（美）奥姆斯特德
（Olmsted，M. P.）著；谭浩译.—重庆：重庆大学出版
社,2013.5（2023.4 重印）
（心理自助系列）
书名原文：The overcoming bulimia workbook：your
comprehensive step-by-step guide to recovery
ISBN 978-7-5624-7300-8

Ⅰ.①暴…　Ⅱ.①麦…②麦…③奥…④谭…　Ⅲ.
①膳食—饮食卫生—指南　Ⅳ.①R155.1-62

中国版本图书馆 CIP 数据核字（2013）第 063394 号

暴食症康复指南
Baoshizheng Kangfu Zhinan

兰迪·E. 麦凯布　特勒西·L. 麦克法兰　马里恩·P. 奥姆斯特德　著
谭　浩　译
责任编辑：敬　京　　版式设计：敬　京
责任校对：刘雯娜　　责任印制：赵　晟

*

重庆大学出版社出版发行
出版人：饶帮华
社址：重庆市沙坪坝区大学城西路 21 号
邮编：401331
电话：（023）88617190　88617185（中小学）
传真：（023）88617186　88617166
网址：http://www.cqup.com.cn
邮箱：fxk@cqup.com.cn（营销中心）
全国新华书店经销
重庆市国丰印务有限责任公司印刷

*

开本：720mm×1020mm　1/16　印张：16　字数：237 千
2013 年 5 月第 1 版　　2023 年 4 月第 7 次印刷
ISBN 978-7-5624-7300-8　定价：45.00 元

前　言

这是一本写给你的书吗？

- 你是否常被饮食问题困扰？
- 你的体重会左右你的心情吗？你的一天是如何度过的？你的价值如何体现？
- 你是否既想节食却又无法抵挡美食的诱惑？
- 饮食或你对身体的感受是否支配了你的生活？

面对以上问题，如果你的回答是肯定的，那么这本书或多或少对你有些帮助。

多数人并不认为自己会患上进食障碍症。进食障碍通常是一个逐渐发展的过程。刚开始你可能只是想着能减掉几磅体重，让自我感觉更好一些。减肥能让人们迅速改变对你的看法，给你更多正面的关注。你也许会听到很多人这么说你："你看起来真不错！减肥成功了吧？"这种正面的关注会不断增强，并通过改变你对外界的看法来促进你提升内心的良好体验。起初，也许你会为成功控制了饮食和体重而欣喜不已。但用不了多久进食障碍的负面效应就会接踵而至，再下来，你会发现自己已经无力控制进食障碍的发展。相反，进食障碍就要开始操控你的人生了。

你一定感觉陷入了某种困境。如果你决意与进食障碍说再见，你或许会感觉自己在逐渐失控。另一方面，如果你只是维持现状，你就要与进食障碍症进行一场长期的斗争。而这种斗争正是其难以被克服的原因所在。可能你从未接受过进食障碍症的治疗，又或许你已经尝试过许多种不同的治疗方法，但这都不重要。不管你处在治疗的哪个阶段，这本书都会对你有帮助的。

阅读本书,你将在十个方面获得帮助

也许你会问:"这本书对我有什么好处?"问得好! 本书提供的不仅仅是信息,它还会从以下十个方面为你提供帮助:

1. 你将会对进食障碍有所认识,并能更好地了解它在你的生活中所扮演的角色,包括它所带来的好处与你要为其付出的代价;

2. 你会对你所患上的进食障碍症有更清晰的认识,包括该病的诱发因素以及后果;

3. 你会知道是什么因素导致了进食障碍症的发生以及哪些因素有助于控制该病的发展;

4. 你会掌握标准化的饮食习惯(每日至少进食三餐营养均衡的食物)和避免暴饮暴食的方法;

5. 你会学到一系列的技巧,它们可以帮你减轻其他进食障碍的症状,如呕吐、服用泻药和过量运动;

6. 你将学会识别进食障碍想法的方法,并能够自如地将思维方式转向更加有益、健康和平衡的方面;

7. 你将学会如何让自我感觉更加良好并减少对自己身体不满意的情绪;

8. 你将学习构建自我价值的技巧,还要学习如何处理掉那些可能会导致进食障碍的潜在问题;

9. 你会发现生活中与进食障碍相关的其他问题,并且还可利用书中所学到的技巧来解决这些问题;

10. 你将学会将本书中收获的益处坚持下去。

如何使用本书

使用本书的方法很多,选择哪种方法取决于你开始恢复健康之旅的准备情况。读过本书后,你会更加了解进食障碍对你日常生活的影响以及与恢复健康相关的各种因素。但如果想要更进一步,那么仅仅只是一读而过是不够的,你必须实实在在地付诸行动。也就是说你要将本书中推荐的技巧付诸实践,并在日常生活中尝试使用这些技巧。每章节中所提供的工作表有助于你将所读到的技巧运用到实践中去。它们是帮助你改变自我的工具。

写作本书的目的旨在带你完成康复过程的每一个阶段。这个过程也许足以让你发生持续的改变,重新夺回对自己生活的控制权,也有可能只有一个步骤,即一次大型的治疗过程。如果你很难做到我们所建议的这些方法,那么你还应该接受一些强化治疗。在这种情况下,你可以求助于治疗进食障碍的专家、心理学家、精神病学家、社会工作者或接受过进食障碍治疗的专业培训的治疗师。如果你不知道上哪儿能找到治疗进食障碍的专业人士,最好先咨询一下你的家庭医生,他会告诉你该如何选择。

改变从内部开始

进食障碍是一个关于如何通过控制你的外在(如你的体重和饮食)来尝试改善内在感受的问题。或许刚开始的时候通过改变体重来努力改善内在的感受确实能让你心情不错,但这并不是一个长期有效的方法。本书能够帮你从改变内心开始,提升你的自我感受,并重新夺回对生活的控制权。

有时候作出改变意味着一个先苦后甜的过程。当你开始进食障碍症的治疗后,就要做好经常吃苦的准备。这是个转变过程——用健康的应对策略来取代那些你已经放弃的不健康习惯。一定要坚持下去!首先要记住的就是你拿起这本书是为了什么,并提醒自己这些就是你要坚持在这条康复之路上走下去的理由。

最后的说明

我们都是精神病学家,在治疗进食障碍患者和培训治疗其他进食障碍症状的健康专家方面有着丰富的经验。贯穿全书的是我们经典的一些真实病例,这些病例有助于我们阐明概念,也能帮助我们感知上下文的情境。我们所描述的病例都来自于多年诊疗过程中遇到的病人。出于保护病人隐私的考虑,我们对具体的细节进行了修改。

鉴于暴食症在女性中比较常见,全书中采用"她"作为指称代词。但男性也会受到暴食症的困扰,因此我们也列举了几个男性的病例。

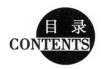

目 录
CONTENTS

第 1 章　什么是暴食症

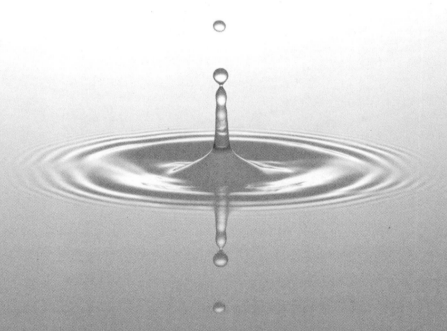

暴食症是一种进食障碍疾病，该病在妇女和女孩中的发病率为1%~3%（美国精神医学学会，2000）。也就是说100位女性中就有3个会受到这个问题的困扰。虽然这一疾病在女性中较为常见，但男性也有患病的可能。青少年是该病的易患人群，但任何年龄阶段的人都有可能患上暴食症。在食物资源较为充足的工业化国家和推崇以瘦为美的地方，暴食症的发病率最高。暴食症的患病阶段也很不一样。某些人在其生命的某个时期患病，之后会完全康复。另一些人，特别是在感到压力的时期，会反复地出现暴食症的症状。还有一些人会持续多年每天都要和这种疾病作斗争。本章将帮你了解暴食症和可能会发生在你身上的症状，以及暴食症对心理和精神所造成的影响。在与暴食症抗争的过程中，人们的准备情况都处于不同的阶段，读完本章，你就能确定自己正处于康复过程的哪个阶段。你还将能看到暴食症给你的生活带来的影响。

吉尔的故事

吉尔16岁时感染了一种可怕的病毒，整整昏迷了七周，之后她就患上了暴食症。作为一个优秀的运动员，参加体育运动是维持自身形象的重要手段。在患病以前，吉尔每天都坚持练习竞走和排球。但自从患病后，她好几个月都无法锻炼。这段时间里，她的体重增长了10磅，并且自身形象也受到影响。痊愈之后，吉尔为了减肥开始执行严格的节食计划。随着体重的下降，她也赢得了周围不少人的赞美之词。她的自我感觉也越来越好，于是决定继续节食并监控自己的体重。

一段时间之后，吉尔对饮食的控制变得更加严格了。又过了几个月，吉尔发现控制饮食的计划越来越难以执行下去，尤其是在晚上的时候。于是她开始溜出家门找吃的。她开着车经过一间间餐馆，点上好几份食物，然后坐

第1章　什么是暴食症

在车里吃掉它们。一旦开吃后，她就有失控的感觉，完全无法停下来。一个平常的夜晚，她可以吃掉两个双层吉士汉堡、两份大薯条、两杯汽水、一份酥炸鸡条、一杯奶昔和半打甜甜圈。直到肚子撑到一口都吃不下去了她才会停下来。然后就去找个独立卫生间——通常是甜甜圈店里的卫生间，在那儿吐掉吃的所有东西，直到感觉胃空了为止。

这种进食方式维持了数年后，吉尔感觉不能再继续下去了。她发现自己已经无法掌控自己的人生。吉尔的家人注意到她的不开心和压抑，虽然他们也不知道原因是什么。她一直对这个问题严加保密，羞于启齿。

从吉尔的这个典型案例中，我们可以看到暴食症是如何让你对人生失去控制的。

暴食症的症状

要想治愈暴食症，第一步是要了解暴食症有哪些症状。以下就是暴食症的症状：

- 经常性的暴饮暴食；
- 暴饮暴食之后马上采取补偿性的行为以防止体重增加（如呕吐、滥用泻药、过度运动和禁食）；
- 过分注重自己的身材和体重，以此来获得对自我的评价（对自我的感受）（美国精神医学学会，2000）。

本章后面的部分将针对这些症状进行详细的解释。

什么是暴饮暴食？

患上暴食症后出现的暴饮暴食症状可以分为两种类型：客观性暴饮暴食和主观性暴饮暴食。

客观性暴饮暴食

客观性暴饮暴食是指在特定的时间段内（通常不到 2 小时）的进食量大于同等情况下大多数人的进食量。例如，35 岁的会计师贾尼斯的客观性暴饮暴食表现是吃掉了 3 碗牛奶麦片粥、1 盒冰激凌，1 大袋炸土豆条、两打曲奇饼干和一瓶汽水。大多数人都会认为这不是一种正常的进食行为。除了在客观上吃掉大量的食物之外，要把进食行为量化为一次暴饮暴食，进食者还必须感到无法控制自己的进食行为。如果在吃掉大量食物的同时并没有任何失控感，则不能被称为暴饮暴食，而可能只是吃得过饱了。但在贾尼斯大量进食的时候，她却有想要控制进食却又力不从心的感觉。同时她也感到根本没法控制自己的进食量。她就这样一直吃啊吃，直到身体无法塞进更多的食物。

主观性暴饮暴食

当一个人进食的时候有失控感，但实际上并没有吃得太多，这种情况就称为主观性暴饮暴食。例如，克拉拉对自己吃什么和不吃什么有着严格的规定。有时仅仅只吃了一两块饼干都会让她感觉又是在暴饮暴食了。虽然一两块饼干属于正常的食量，但克拉拉在进食的时候也会有失控感。

你属于什么类型的暴饮暴食？

为了获取更多有关你暴饮暴食类型的信息，请填写下表。填表前请先看样表。

暴饮暴食跟踪样表						
场　　景	进食持续时间	吃掉的食物和喝掉的饮料	进食后的感受	客观上吃掉了大量食物吗？	有失控的感觉吗？	进食类型
与男友吵架后，非常生气，心情沮丧	1小时	4打饼干、半块奶酪、8片黄油果酱吐司、2大瓶巧克力牛奶、3块甜点	又搞砸了，羞愧，内疚，非常疲惫	是	是	客观性暴饮暴食
感觉非常饥饿	15分钟	1份早餐薄饼配枫叶糖浆	感觉非常内疚，节食计划失败，不该吃那么多	否	是	主观性暴饮暴食

第1章　什么是暴食症

暴饮暴食跟踪表						
回忆一下过去几周里你的暴饮暴食行为，并将其中的三次记录下来。你要记录的信息是身处的地点，你的感受或者你当时正在做什么；进食的持续时间；吃了什么，喝了什么，包括进食量；暴饮暴食后的感受；客观上是否有大量进食；在进食期间是否有失控感。在最后一栏中填写你判断的暴饮暴食类型（客观性暴饮暴食、主观性暴饮暴食或客观上进食过量）。如果你不确定是否在客观上吃了过多的食物，试着跟普通人一餐吃下的食物量或零食进行一个对比。						
场　　景	进食持续时间	吃掉的食物和喝掉的饮料	进食后的感受	客观上吃掉了大量食物吗？	有失控的感觉吗？	进食类型

过去三个月中，平均每周你的客观性暴饮暴食次数是多少？＿＿＿＿＿

过去三个月中，平均每周你的主观性暴饮暴食次数是多少？＿＿＿＿＿

补偿性行为

暴饮暴食过后，暴食症患者会尝试用各种办法来避免体重增加，但主要的补偿性行为有两种：清胃行为和非清胃行为。

清胃行为

清胃行为包括自我诱导的呕吐，泻药、利尿剂或灌肠剂的滥用，或者使用通常具有通便或利尿作用的"清理型"中草药或"减肥茶"。为了除掉身体内的卡路里，糖尿病患者还可能会注射不足量的胰岛素或少注射几次。缺乏胰岛素会导致人体产生分解代谢作用，促使肌肉和脂肪组织发生分解，从而让身体里的卡路里通过尿液迅速流失。短期内，这种状况会导致危及生命的脱水和糖尿病酮症酸中毒，长期如此还会出现糖尿病微血管并发症，对眼睛、肝脏和神经系统造成损害。须服用甲状腺药物的患者还可能会通过加大服药量的方式来防止体重增加。而这将会导致月经失调、骨质疏松、心律失常等症状，甚至还会对心肌造成损害。

非清胃行为

非清胃行为包括过度运动、热量限制（限制进食的数量和质量）、禁食（一段时间，比如8个小时或更长时间内限制热量摄取的极端行为），以及将食物咀嚼后再吐出来等。

什么是过度运动？过度运动（也叫锻炼超量）与以下一个或多个特征有关：

- 控制体重或减肥是运动的唯一目的；
- 运动量相当大；
- 即使生病或受伤了还会运动；
- 并非"主动选择"运动，而是带有一种"不得不这么做"的感觉；
- 运动妨碍了社交活动和/或工作。

热量限制指的是所摄入的热量低于同龄同体型的正常水平。我们告诉客户的是，对于女性而言，每天摄入1 800～2 200卡路里的热量是处于正常范围之内的。通过使用减肥产品，禁食某些食物，减少食量以及用餐或吃零食的次数，你就可以限制热量的摄入。

其他的清胃行为还包括服用食欲抑制剂和成分中含有麻黄碱（又叫"麻黄"）的草药和膳食产品。制造这些含有麻黄碱的产品的厂商宣称他们的产品安全健康（如"睡觉时就能把肥减了"或"迅速燃烧脂肪"），这是毫无科学根据的。人们服用这些产品来增加体能，从而继续进行锻炼和减肥。然而，麻黄碱是一种类似安非他命的物质，这种物质会对你的神经系统和心脏造成非常有害的刺激作用，如血压升高、心率加快、神经或肌肉损伤、中风、记忆力减退、心律扰动、癫痫、心脏病发作、焦虑、精神错乱甚至死亡（美国卫生与公共服务部，1997）。服用麻黄碱后，人们会感觉异常兴奋、神经过敏、焦虑不安，还可能在思维组织方面遇到困难。

补偿性行为检查表

浏览补偿性行为检查表，对照该表看看自己是否为了避免增重而出现过这些行为。

清胃行为

____呕吐

____服用泻药

____服用利尿剂

____服用灌肠剂

____服用"清肠茶"或"减肥茶"

____其他（请详细说明：_____）

非清胃行为

____过度运动（运动类型：_____）

____热量限制（限制食物摄取量或食物种类）

____禁食

____服用含有麻黄碱的产品

____服用减肥药或其他食欲抑制剂

____咀嚼食物后再吐出来

在过去三个月中，你的这些行为每周平均出现的次数是多少？_____

你有暴食症吗？

进食障碍的表现形式有很多种。某些类型的进食障碍有特定的名称（如神经性暴食症和神经性厌食症），而另一些则没有。如果在至少三个月内，你平均每周出现暴饮暴食和补偿性行为的次数不低于两次，那么你就可能患上了神经性暴食症。要是你的症状表现并不频繁，说明可能还未满足神经性暴食症的正式标准，但你也许已经出现了严重的进食障碍。研究表明，相比一个每周仅出现一次暴饮暴食和清胃行为的人，一个每周有两次暴饮暴食和清胃行为的人在症状的严重程度和症状表现上并无多少差异（Garfinkel et al. 1995）。如果你只是暴饮暴食，但没有任何补偿性行为，或者在补偿性行为后进食的食物量正常（主观性暴饮暴食），你可能患有一种叫做"广泛性"进食障碍的疾病（美国心理学会，2000，594-595）。在这类患者身上同时会出现多种不同的症状。本书对于那些正在同上文所描述的症状作斗争的患者非常有用。

你的自尊感

如果你正在同暴食症作斗争，你很可能会因为对自身体重和身材感到满意或者不满意（不满意的可能性更大）来对自我作出评价。换句话说，如果你对自己的体重和身材都不满意，你很可能会把这种感觉推广到自身的其他方面，而对自己的其他方面都感到不满意（不仅仅是体重和身材）。这种现象确实会出现在慢性节食者身上，他们对自己的体重和身材非常关注，并且因为要想方设法地控制体重，他们的体重会经常出现波动。一项对慢性节食者的研究表明，那些认为自己体重增加的人都感觉自己的工作和学习能力下降了，并且在与人互动方面的信心不足（McFarlane，Polivy，Herman，1998）。这种自我评价是不健康的，它会让你的自尊感下降。除此之外，自尊感下降还会导致你的社交能力下降，影响你的执行能力，从而进一步降低你的自尊感。

当人们在进行自我评价的时候，往往会将自己的想法建立在不同的方面。有的人感到自豪是因为自己是个值得信赖的朋友，在工作中做到了最好，且与他人交往时公平真诚，而另一些人则认为成为一个好母亲，一个造诣颇深的音乐家，同时还是一个成绩斐然的赛跑好手才是评价自我时最重要的方面。当一个人在某个领域遇到麻烦（工作的冲突，因为孩子的问题备感压力）时，她可能仍旧会有满足感，因为她所认为重要的其他方面并未改变（是个值得信赖的朋友，真诚）。虽然某个领域的困难可能会带来压力，但没必要抹杀你在其他领域的成就和价值。

然而，当你饱受暴食症折磨时，你会认为体重和身材对你而言是最重要的，这一点非常常见。你或许还会认为体重和身材影响到你在其他自认为重要的领域中的表现。例如，在你对自己体重感觉满意的时候，你可能会认为你的人际关系非常好，但如果你的体重大增，你会认为其他什么事情都无关紧要了。这种情形就像把所有鸡蛋都装到一个篮子里，后面你会看到，这个篮子其实满身是洞。

我们来看下面这个例子。凯莉和暴食症斗争了四年。下面的饼状图代表了她全部的自尊感。每个扇形代表凯莉认为重要的某个方面。扇形的大小代表着该方面在凯莉价值观中的重要程度。扇形越大，表明其代表的某一方面对于凯莉而言越重要（Geller，Johnston，Madsen，1997）。

凯莉的自尊感饼状图

凯莉认为与家人的关系以及学业表现对其自尊感的获得很重要，而作为舞蹈演员的能力和与朋友的关系的重要性相对较少，但很明显，她认为体重对于自尊感的获得还是最为重要的。要想康复，就要改变这种自我评价方式，从生活中的其他领域获得自尊感，而不要管你的体重和身材是否发生了变化。对于凯莉而言，这并不意味着她要把体重这一项从这个自尊感饼状图中完全去掉，她的目标是把这个代表体重的扇形面积减小，把重心放在她所认同的其他领域。随着时间的推移，你会发现因为过去太过于关注体重和身材而忽略或占据了获得自尊感的其他来源。

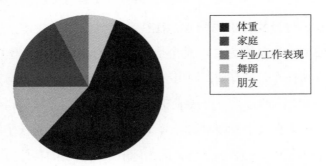

图例：
■ 体重
■ 家庭
■ 学业/工作表现
■ 舞蹈
■ 朋友

减少与体重相关的自我评价的比重，第一步就是要确定你参与此类自我评价的程度。花点时间根据自己当前的情况填写下面这个有关自尊感的饼状图。同时还有必要再填写一张饼状图，这张图代表的是你希望在 6 个月后所达到的目标。在本书后面的部分，我们将更直接地关注如何改变对自我的评价以及如何提升自我评价的问题。

你自己的自尊感饼状图

这个练习并不能测量出你的自尊感的高低，相反其关注点在于当你进行自我评价时，什么对你而言是最重要的。想想你生活中的一切事物，然后进行一个自我评价。确定构成你的自尊感的各个方面，之后在饼状图中分割成代表不同方面的扇形。请注意，在你进行自我评价时，扇形的大小代表着该方面的重要程度。最后在扇形上标出名称。

以下是可能构成你自尊感的一些方面（但并不限于这些方面）：

- 个性
- 外貌
- 志愿者工作
- 创造力
- 人际关系
- 运动能力
- 艺术能力
- 精神性

- 体重
- 身材
- 学业/工作表现
- 特长（如舞蹈、音乐）
- 爱好
- 作为母亲/姐妹/伴侣/兄弟的角色
- 某些领域的能力/知识
- 成就

- 道德/态度/价值观（诚实、开放、开诚布公、乐于助人、不易被人利用等）

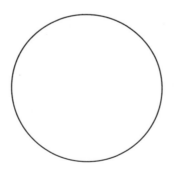

从现在算起的 6 个月后，你希望反映自己自尊感的饼状图是个什么样子？想想所有可能用于进行自我评价的方面并确定你想用到的方面，在饼状图中画出代表领域的扇形。请注意，扇形的大小代表该领域对你的重要程度。最后在扇形上标出名称。

以下是可能构成你自尊感的一些方面（但并不限于这些方面）：

- 个性
- 外貌

- 体重
- 身材

第 1 章　什么是暴食症

- 志愿者工作
- 创造力
- 人际关系
- 运动能力
- 艺术能力
- 精神性

- 学业/工作表现
- 特长（如舞蹈、音乐）
- 爱好
- 作为母亲/姐妹/伴侣/兄弟的角色
- 某些领域的能力/知识
- 成就

- 道德/态度/价值观（诚实、开放、开诚布公、乐于助人、不易被人利用等）

6 个月后你的自尊感饼状图：

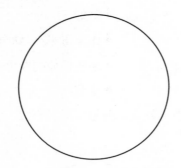

暴食症的后果

与其他心理障碍疾病相比，进食障碍与发病率最高的身心并发症有关。暴食症会对人的身心造成很多后果。阅读完本章，你就会对暴食症的后果，特别是暴食症对你的影响有所了解。描述这些后果并不是要增加你对它们的恐惧心理，相反，我们的目的是让你更加清楚地知道暴食症是如何对你的身心造成影响的。这将有助于你了解进食障碍给你的生活带来的困扰，同时也会让你更有动力去治愈这种疾病。

你必须清楚的是，大部分的生理和心理性并发症都并非一成不变。一旦开始康复治疗，你就会发现这些并发症会按照相反的顺序再来一遍。你的身心开始感觉好一些了。但这并不意味着恢复健康是一件很容易的事情。事实上，这是一条充满挑战与艰辛之路。在康复之前，你会有更加痛苦的感觉。但最终你会看到希望，你会发现自己的身心又恢复了健康，你能够重新开始把握自己的人生。

生理性并发症

本章将在兹万（Zwann）和米切尔（Mitchell）（1993）著作的基础上对因暴食症而导致的常见身体并发症进行一个综述。当你读到每一种并发症的时候，可以自己判断它们对你身体的影响程度。

清胃症状

大约10%的进食障碍症患者会死于进食障碍所导致的各种并发症。清胃行为是非常危险的，因为清胃会导致体液流失，从而致使体内盐的浓度发生波动（尤其是钾离子）。而盐分失衡（也叫电解质失衡）又会引起心律失常，这种心脏问题是会致命的（Pomeroy，Mitchell，2002）。

如果你有清胃的行为，就必须经常验血以检查体内的电解质（盐）水平。如果出现电解质失衡的状况，医生可能会给你开药治疗。当然，如果你经常去查血，就等于告诉你家庭医生你患有进食障碍症。我们知道做到这一点并不容易，但这是你恢复健康，重新掌控人生的第一步。

一定要明白的是，虽然人们会通过清胃行为来防止体重增加，但不是所有这些行为都能达到如你所愿的效果。例如，泻药可以让你的小肠排出水分和垃圾，但当食物达到小肠时其实已经被完全消化了，而且大部分的卡路里也都被身体吸收了。一项研究表明，大剂量服用泻药只会消耗掉所进食食物12%的热量（Bo-Linn，Santa Ana，Morswski，Fordtran，1983）。服用泻药后，你也许会发现体重确实下降了——这是因为体液的大量流失，而不是真的减少了热量。由于你的身体失去了正常运转所需要的水分，在接下来的几天里，身体就会通过过度的补充水分，或者出现水潴留的症状，从而导致体重持续增加，直到体内的水分达到平衡为止。因为有这样一个水分流失和保持的循环，很多服用过泻药的人都可能注意到这种体重波动。此外，由于泻药也是一种药，你的身体会逐渐对其产生耐药性，这样一来，你还要不断增加服用的剂量。你还会对泻药产生依赖，以至于最后不服用泻药你的肠道就无法正常工作。这是使用泻药的另一个风险。

第1章 什么是暴食症

同样的道理，催吐也不能排出一顿暴饮暴食所摄取的全部热量，而催吐过程中流失的体液也会导致电解质异常。利尿剂与泻药的原理相似，服用利尿剂的效果就是排出体液，而不是热量，最后身体通过留住更多的水分来进行回应，从而导致体重的反弹。

月经失调

因暴食症导致的进食不规律还会导致月经周期的失调。此外，如果你在服用避孕药的同时又伴有催吐行为，可能会把避孕药也吐掉，这样你还要采取其他的避孕措施。

疲劳和头痛

你还可能表现出疲倦、嗜睡和精神不振的症状。频繁的头痛也是常见的并发症之一。如果你的头痛症状很严重，与以往的感觉很不一样，就应该去寻求医生的帮助。

骨质疏松

有些患者的骨密度会下降，骨头变得更脆，更容易骨折，也就是患上了骨质疏松症。这是因为我们的身体通过进食奶制品和其他食物来获取所需要的钙和维生素 D。可如果你严格限制进食量，身体就无法获得足够的钙和维生素 D，这时身体就只能从你的骨头中摄取这两种营养物质了。

电解质失衡、感觉异常和心律不齐

正如前文所述，体液水平的波动会导致钠、钾离子的失衡，从而导致电解质失衡症状。这些盐类对维持肌肉的正常功能至关重要。心脏也是肌肉，因此这些盐类还决定着你的心脏是否能够有规律地跳动。电解质失衡会引起感觉异常（手和嘴巴周围的刺痛感）以及心律不齐，极端情况下会导致死亡。

胃肠道并发症

暴食症会引起许多种胃肠道并发症。例如桑迪认为自己患有肠胃功能紊乱症，或者更有可能是一种溃疡病。她在吃东西的时候会伴有胃痛或胃灼烧感，而且还会出现反复的腹泻和便秘症状。桑迪并没有告诉医生自己患有暴食症，因此她的医生让她去做了一个全面的体检，这其中还包括了不少价格昂贵的侵入性检查（包括结肠镜检查）。检查结果一切正常。桑迪得到的治疗建议是改变饮食习惯，并针对胃肠道的症状服药治疗。

桑迪的症状其实是由进食障碍引起的，与胃肠道无关。假如桑迪把自己患有进食障碍的情况如实告诉医生，就没有必要接受这么多痛苦而又费时费钱的检查了，当然也无须服用各种药物，而且可以更早地接受更加有效的治疗。在桑迪接受了进食障碍的治疗后，她的饮食变得正常了，也不再有清胃的行为出现。到这时候她的胃肠道功能才恢复到正常状态。

胃排空延迟是暴食症引起的一种常见的胃肠道并发症。患有这种疾病时，食物在你胃中停留时间会更久，进食后长时间不会感觉饿，同时还可能伴有腹胀和多气。这是一种很难受的感觉。这些并发症都是因为过度禁食或限制热量摄入，从而使得身体的消化系统的消化速度减慢所导致的。一旦你的进食开始变得规律和正常了，消化系统也会快起来，直至恢复到正常状态。但在此之前，你也许会感觉更加难受，恢复健康的过程是充满艰辛的。

在你进食的时候，食物会通过一个长长的管道，也就是食道，进入你的胃里。食道本来是一个单向的通道。但反复的催吐会把它变成一个双向通道；这样，当来自胃里的胃酸与食道反复接触后，会在食道内壁上灼出小洞，这时你可能会在呕吐物中看到血液。这是非常严重的症状，如果你确实在呕吐物中看到血迹，应该立即去看医生。在胃和食道的连接部位有一个"阀门"，食物进入胃中时，"阀门"先打开，然后关闭，从而将食物留在胃中，并防止胃酸倒流回食道。频繁的催吐会使这个"阀门"变松。结果就会导致"反流"，即胃中的食物和胃酸流回食道，进入口腔。在你停止催吐时，"反流"症状可能消失，也可能还会继续出现。

反复催吐还可能引起唾液腺肿胀。唾液腺肿胀会导致颌下和腮下明显肿胀，这时你的脸看上去会变大，使得正在为改善形象而努力的你陷入更糟糕的境况。大多数人在停止催吐后，唾液腺就会恢复到正常的大小。

肾脏并发症

清胃行为和服用利尿剂会引起体液流失，从而导致脱水和肾功能异常，

第1章　什么是暴食症

后果是非常严重的，并可能造成永久损伤。

牙科疾病

蛀牙和牙釉质受到侵蚀也是暴食症的常见并发症。我们经常听到病人说在患上进食障碍后，第一个来找他们的就是牙医。催吐时口腔中的酸会侵蚀你的牙釉质，更容易导致蛀牙。暴饮暴食以及大量摄取甜食也会导致蛀牙发病率上升。很不幸，牙齿的损伤是永久性的。最好的办法就是将你的进食障碍告诉你的牙医，接受他的正确意见和治疗。

滥用泻药引起的并发症

服用泻药会导致一种叫做泻药性结肠的症状，患有此症状时身体会失去对肠道的控制。其他并发症还有脱水、反弹性水肿（身体过度补偿丢失的体液时所引起的手、腿、脚或脸部的肿胀）、电解质异常、手脚指变形和肌肉痉挛。

要想不服用泻药，最好就彻底停用。但如果你目前服用的泻药剂量很大，建议你逐步减少服用剂量。不论如何，最好咨询一下你的家庭医生。在停止服用泻药期间可能会出现暂时的水潴留症状，请做好心理准备。一定要保持体内水分的充足，这样才不至于导致脱水和便秘。你还应该增加高纤维食物的摄入量，并对排便次数进行监控。如果持续三四天没有排便，就应该去看医生。有时候因停服泻药而引起的便秘会导致肠梗阻的发生。你还可以在膳食中加入天然的纤维剂来改善肠道蠕动的规律性。可向药剂师咨询，他会帮你选择天然纤维剂。我们会在本书后文中教你一些有助于你停用泻药的方法。

其他的生理性并发症

也许你还会发现你的头发、指甲和皮肤变得十分干燥，看起来很不健康。就像你在上文看到的那些生理性并发症一样，进食障碍和清胃行为会给你身体造成全面的伤害。

心理性并发症

进食障碍所引起的心理性并发症可以是生理性并发症直接导致的。被迫终止慢性节食或因患上进食障碍症而造成的压力（对身材和体重不满意，无法遵守自己的饮食规则，有失控感）也可能造成一些麻烦。下文详细描述了暴食症所引起的每一种心理问题。在你阅读的时候，你可自行判断一下身上所具有的这些心理问题的严重程度。

抑郁

我们常常会听到暴食症患者叙述自己的各种抑郁症状。有些人在患上进食障碍症之前就出现了抑郁情绪，而另一些人是在患上了进食障碍症后才开始出现抑郁症状的。出现抑郁症状时，你可能会情绪低落，或感觉伤心，以前很喜欢做的事情也无法让你高兴起来。或许你会逃避社交活动。你的情绪会让你无法集中精力，或者还会有睡眠问题（无法入睡或一直有昏昏欲睡的感觉）。你发现自己的精力水平也发生了改变，像起床等一些日常的普通事务都变得很难。无价值感和绝望感也是抑郁的症状。你会觉得自己不可能也无力改变自己的生活。

一些人甚至产生了自残或自杀的念头。如果你曾想过要自杀，这就非常严重了，一定要把这种想法告诉他人（朋友、家人或医生）。要是不想和别人说或者没有人可以寻求支持，你可以查阅电话簿，通过拨打危机干预热线来求助。这类电话一般会印在电话簿的前几页上，接电话的都是训练有素的专业人员，他们会为你提供所需的帮助和支持。

抑郁症状会让你的生活变得非常糟糕和痛苦。但请一定记住，抑郁症不可能折磨你一辈子，即使在患病时它会让你有这种感觉。研究表明，随着时间的流逝，抑郁症状会逐渐地得到改善。如果你是在患上进食障碍症后出现抑郁症状，我们认为一旦你的饮食恢复正常，这些抑郁症状就会得到改善。如果你的抑郁症非常严重，或者因为情绪过于低落而无法考虑解决进食障碍的问题，请一定告诉你的家庭医生。有很多药物疗法和心理疗法可以治疗抑郁症，这些疗法可以减轻你的压抑和痛苦。本书第 10 章将会详细讨论暴食症和抑郁的关系，并会涉及一些缓解抑郁症状的方法。

焦虑

焦虑情绪在暴食症患者中比较常见。你会发现自己对于饮食活动、社交

第 1 章　什么是暴食症

活动以及人们对你的关注和负面评价的社会性焦虑越来越严重。你还可能越来越担心自己的日常活动和未来。在进食某些食物时，你可能会异常焦虑。你的焦虑情绪会出现得越来越频繁，甚至会患上恐慌症。出现强迫性思维和动作的次数（尤其是有关食物的）有所增加。你感觉自己被迫要去遵守一些与进食时间和进食方式有关的严格规定。本书第 10 章也会对不同种类的焦虑症状进行探讨，同时还会谈到一些帮你消除焦虑症状的方法。

情绪波动

暴食症患者经常会报告说自己的情绪时好时坏，很不稳定。他们发现自己对于他人的评价和批评，表现得更加情绪化、更加易怒和更加敏感了。而敏感度的上升又会引发情绪的波动。

注意力和记忆力下降

很难集中注意力或记忆力下降，容易分心、无法把事情做好或无法专注地与人谈话，这些都是暴食症的常见症状。你会发现自己有阅读障碍，无法坐下来看完一部电影，无法完成工作或学习所必需的一些活动。当你的脑子里想的都是体重、身材和食物这些问题时，就不会有更多的精力来处理其他事情了。

判断力和决策力下降

你可能发现做个简单的决定都非常困难；你会变得优柔寡断、缺乏信心。穿什么衣服、有什么事情要办、先完成什么任务等很小的决定也不再容易确定了。这些问题会让人产生无能感、无用感和受挫感。

社交孤立

许多社交活动或聚会都与饮食有关。你肯定经常听到这样一些话语："要不我们出去吃饭庆祝一下?"或者"为了让你开心点儿，咱们去吃个冰激凌怎么样?"人们总是用吃饭来表示庆祝，犒劳自己，让自己心情好起来，或者通过饭局与亲人和朋友联系感情。吃饭是日常生活中很重要的一部分，这不仅仅是为了从食物中获取生存所需的营养，更重要的是吃饭可以提供与人交往的情境。一旦你患上了暴食症，吃饭就被赋予了新的意义，它不再那么有趣了，相反可能会成为一件让你颇感压力的事情。

如此一来，暴食症所导致的一个常见后果就是它会使人们逃避社交活动。说得更加宽泛一点就是让暴食症患者远离人群。你会不想与他人一起吃饭或谈论食物的话题，你会丧失社交能力和与家人交流的机会。你可能会为不参加某次社交活动而找出各种借口，或者在最后一分钟取消参加社交活动的计划。这可能跟食物有关，也有可能因为你的自我感觉非常糟糕，对自己的身材非常不满意。人们都喜欢在社交场合把自己打扮得漂漂亮亮的，可一旦你得了暴食症，这将是一件很有挑战性的事情，因为你对自己的身材和外貌都不满意。

如果你的朋友和家人对你患有进食障碍症毫不知情，他们可能会对你不停找借口和取消活动而感到非常懊恼。这会让你更加逃避人群，你会有被社会孤立的感觉。这些感觉反过来会加重你的病情，往往结果就是促使你通过暴饮暴食来寻求安慰、改善心情，要么就是更加坚定了你通过节食找回对自己生活的控制感的决心。

睡眠障碍

睡眠障碍是暴食症的另一个症状。有些人会觉得很难入睡或者睡眠时间很短。另一些人则会很早就醒来，且醒来后再也无法入睡。这些问题会让你一整天都感觉疲惫不堪、昏昏欲睡，同时还会导致思考能力和注意力的下降。

冲动行为

患上暴食症的人还有另一个特征，就是特别容易冲动。其表现就是酗酒、吸毒、非理性或无保护的性行为、自残（如割伤自己、抓破皮肤）、在商场偷东西以及一些无视安全的鲁莽行为（如深夜独自一人在危险地区步行）。在本书第9章中，我们将就这一问题进行详细的讨论，并提供一些消除这类冲动行为的方法。

缺乏自尊

自尊感低下是暴食症的致病因素之一，但同样暴食症也会引起自尊感的下降。当你的饮食失控时，你还会感觉对生活也失去了控制，由此导致负面

第1章　什么是暴食症

自我评价的产生。如果你同时还受到暴食症引起的心理性并发症的困扰，那你对自我的评价还会更差。你可能会觉得自己一无是处，对自己所做的事情或未做过的事情过度内疚。而要一直严格控制饮食是不可能的，每当你打破节食计划，狂吃一顿然后再吐出来，你对自己的评价就会更差一些，并开始怀疑自己控制饮食、控制体重、身材以及你的生活的能力。你发现你对自我的评价总是在变化，这完全取决于你是否遵守了饮食计划或是否出现了相关的症状。这些都是暴食症患者常见的一些感觉。在你通读本书的过程中，你会学到摆脱进食障碍，夺回对生活的控制权的方法，同时对自我感觉也会更加稳定和持久。

生理性和心理性并发症检查表

暴食症会对你的生理和心理健康造成很大的影响。检查以下你正在经受的症状。如果你的家庭医生没有对你做一个全面的检查，你也许都不会意识到自己患有其中的一些并发症。

生理性并发症	心理性并发症
____你的头发、皮肤和指甲发生了变化	____抑郁
____月经不调	____自杀的念头
____疲劳、嗜睡	____社交焦虑
____头痛	____忧心忡忡
____骨质疏松	____惊恐发作
____电解质失衡	____强迫性症状
____感觉异常（刺痛感/麻木感）	____情绪波动
____心律不齐	____注意力和记忆力受损
____胃排空延迟	____判断力和决策力下降
____胃胀气、胃痛	____社交孤立
____呕吐物中带血	____睡眠障碍
____反流	____自尊感下降
____唾液腺肿大	____自残行为

____肾病并发症　　　　　　　____使用药物和滥用药物

____牙科疾病　　　　　　　　____喝酒和酗酒

____脱水　　　　　　　　　　____入店偷窃

____便秘　　　　　　　　　　____过度购物

____腹泻　　　　　　　　　　____高危性行为

____水肿　　　　　　　　　　____肌肉痉挛

康复过程

　　暴食症的康复是需要一个过程的。没有什么魔法杖或神奇药丸能够让你的暴食症立刻痊愈。当你意识到自己的进食障碍或其他症状有所改善时，你就处在康复的过程中了。也许进食障碍在你的生活中起着重要的作用，是你应对生活的一种方式。但实际上，在你权衡进食障碍给你带来的利弊冲突时，会引起你对康复的矛盾心理。也许今天你就想立即停止暴饮暴食和催吐行为，而第二天你又会觉得没有这种进食障碍，你无法把控你的生活。你会觉得快要疯了或者没有改变的动力。不过事实上这种对于治愈暴食症的矛盾心理就是康复过程中很正常并且可以预计的一部分。

改变阶段

　　研究表明暴食症的康复过程可分为五个阶段。这五个阶段是：无意图期、意图期、准备期、行动期和维持期。（Prochaska，Diclemente，1982）。

　　第一个阶段叫做**无意图期**。处于此阶段的人并不认为自己有什么问题。他们觉得一切都处于自己的控制之下，只要愿意随时可以停下来。或者他们认为进食障碍对他们是有好处的，甚至都没有考虑过要去改变。既然你现在正在阅读此书，就说明你已不再处于无意图期了，因为处在这个阶段的人是不会对一本如何治愈暴食症的书感兴趣的。如果你认为自己没问题，那你为什么会去作出改变呢？话虽如此，还是会有处于无意图期的暴食症患者来阅读本书的，因为他们面临来自亲朋好友的压力，或者仅仅是出于好奇。要是你属于这种情况，你很可能会在此刻或将来的某个时候从这本书所提供的信息中获益的。如果你已经过了无意图期的阶段，你也许会回忆起发病早期的情况。那个时候进食障碍所导致的并发症还不明显，或者还不重要，限制饮食或催吐对于你控制体重和把握对生活的控制权来说是非常有效的方法。

作为研究进食障碍的专业人士，我们经常听到这样的话："我女儿/朋友/妹妹/女朋友患有进食障碍，但无意寻求帮助。每次我去劝她，她都很抵触和生气。我该怎么说服她接受治疗呢？"答案非常简单，但并不能让那些经常感到绝望和担忧的患者满意——强迫暴食症患者作出改变并不是个有效的办法，甚至可以说没有一点帮助；最好是患者自己主动决定要作出改变。通常是由于心理的和生理的并发症越来越严重，越来越具有破坏性，或所付出的代价太过高昂，从而使你从无意图期进入**意图期**。

处于意图期的你会发现自己在不断地权衡作出改变与不改变的利弊。有时候你会有足够的理由想要改变，只希望能马上让这些症状消失；而另一些时候想想要改变自己就觉得可怕，认为这是很难做到的事情。那么，最关键的问题就是要仔细权衡利弊，然后确定现在是不是要作出改变的时候。

许多人认为试着把康复的过程当成一次实验是有帮助的。你很清楚忍受进食障碍的折磨是什么感受，而且很可能某种方法对你没有效果，否则此刻你也不会阅读本书了。也许现在正是时候来看看没有进食障碍的生活是什么样子。这并不是说只要你作出了改变，生活就变得完美了，但这至少是一件值得去做的事情。试着来治疗你的暴食症吧，一年、半年或者三个月都行。在此期间，请收集好相关的数据并仔细研究。如果你觉得自己应付不了没有进食障碍的生活，或者你无法容忍自己的身材，请记住你可以随时恢复到失调的饮食状态。

一旦你决定要作出改变，你就进入到了**准备期**。这意味着你正在积累资源，并做好了打一场艰巨战争的准备。准备期的确是个机会之窗，在这期间，患者可能会过渡到下一个阶段（**行动期**），或者也有可能又退回到意图期。而找到一个对你有效的改变策略正是能否进入下一个阶段的关键。

所谓行动期，就是要开始用到本书中列出的各种策略和建议。这可并非易事。也许是你这辈子遇到的最艰巨的任务。正如你将在下一章节中看到的那样，进食障碍症有着自身的发展轨迹，你可能会陷入一种无法自拔的恶性循环。在有些方面，你需要利用我们的专业意见，并相信我们所给出的建议是能够帮助你治愈进食障碍症的有效方法。并没有什么更加容易或者痛苦更小的治疗方法，否则我们一定会与你分享的。在行动期里，你要将自己的饮食恢复到正常水平，并利用各种方法避免出现想要暴饮暴食的冲动以及催吐、滥用泻药、过度锻炼或其他导致饮食障碍症状的行为。

当你的饮食恢复到正常水平，而且大部分的进食障碍症状已经消失后，你就进入了**维持期**。在这个阶段，你很有可能不断地冒出一些消极的想法及情绪，这种现象也是合理的，因为这时你不再把那些症状当成一种应对机制了。因此说事情的进展是很顺利的。这时候最重要的是要制订一些计划，以便将来又出现消极情绪时知道该做些什么来避免出现那些进食障碍的症状，同时还要考虑一下如果那些冲动和症状再次出现时应该怎么办。本书第12章将会讲到预防疾病复发的问题。

花点时间想想看你现在处于哪个阶段：无意图期、意图期、准备期、行动期还是维持期？哪一个能够最准确地描绘出你所处阶段的特征？

_____

_____

_____

进食障碍的作用

之所以说进食障碍症难以治愈，原因之一便是它可能在你的生活中有着非常重要的作用。因此，要想治愈进食障碍症，很重要的一点就是要搞清楚那些进食障碍的症状给你带来了哪些好处。例如，对于某些人来说，限制饮食和过度锻炼可以帮助他们找到控制感，或者能够赢得他人的称赞和关注。而对另一些人来说，暴饮暴食或催吐可以帮助他们压抑或掩盖负面想法和情绪。如果是前一种情况，也许有必要找到一种更健康的方法来帮你获得控制感或者他人的关注和称赞，而如果是第二种情况，也许重要的是学会更加直接地辨别和处理那些消极想法和情绪。

我们来看看这个病例。30 岁的艾梅是一名法律助理，过去的 12 年里，她一直在与暴食症作斗争。艾梅对进食障碍可谓深恶痛绝，因为她觉得这个病毁掉了她的生活。她有着严重的抑郁情绪，完全无法把精力投入到工作中去。其结果就是，她总是犯一些粗心的错误，逃避各种社交活动，疏远了大部分朋友。艾梅陷入了长期的身心疲惫状态，头发也变得纤细稀松。而且因为总是在大吃一顿后用手指来催吐，指关节也受了伤。尽管已经出现了这些严重的并发症，她还是发现自己总会在每个周五和周六的晚上大吃一顿，然后再通过催吐把食物吐出来。乍一看，我们很难想象这些行为对艾梅的进食障碍症会有什么好处。但事实证明，暴饮暴食和催吐行为对于艾梅而言，有着重要的作用。

在艾梅出现暴饮暴食和催吐行为之前，如果你问她有什么想法和感觉，她会说自己常常想："我就是个失败者，这个周末的夜晚我又是独自一人。"这种想法会触发她想要找一个伙伴，同时她又会怀疑这样的事情会不会发生。最后的结果往往就是艾梅带着伤心和寂寞的情绪跑到便利店里买一大堆食物回来狼吞虎咽。暴饮暴食后，艾梅就不再感觉孤独了，她也不会为自己无法与他人建立一种密切关系而烦恼了。但她会为自己刚刚吃下了这些食物而感到相当焦虑和自责，并且满脑子想的都是这些食物会对她的身体造成什么影响，尽管她尝试通过催吐来作出弥补。虽然这种自责和焦虑也不是什么愉快的情感体验，但与认为自己的余生都会在孤独中度过的想法比起来，这两种情绪还是更加可控一些，危害也更小。

再来看另一个病例。22 岁的凯莉是个大学生。过去的四年里，她一直在限制饮食，暴饮暴食，同时还在服用泻药。凯莉本人及她的父母都对她未来的事业抱有很高的期望。然而，就因为凯莉患上了进食障碍症，使她无法大学毕业。她也曾试着克制自己的暴食症症状，并且还成功过两次。但遗憾的是，每当她正要回归正常的学业生活时，又会重新陷入进食障碍的困扰中。经过大量的反思后，凯莉发现自己对于失败怀有非常强烈的恐惧心理，这样一来保持这种患病的状态会感觉更加安全。如果她一直去跟进食障碍症搏斗，包括她自己在内，不会有一个人认为她能从大学毕业，或者能找到一个体面的工作并取得事业上的成功。也就是说，疾病帮凯莉减轻了许多压力，而且为她的不成功找到了合理的理由。

艾梅利用她的进食障碍对付消极想法和情绪，而凯莉则利用这种疾病来维护自尊，缓解压力。这些只是进食障碍的几个作用而已，或者只是进食障碍症及其症状所带给人们的少数几个好处。下面这个列表能帮你明确进食障碍所带给你的好处。

反映进食障碍症作用的列表

1. 检查一下，进食障碍是否在你的生活中起到了如下作用：

____有助于应付消极思维和情绪（抑郁、焦虑）

____缓解或应对压力

____维护自尊

____控制体重

____抑制创伤性记忆

____有助于获得控制感

____有助于家庭团结

____给予安慰

____有助于获得家人和/或朋友的关注

____给予你一个特别的身份

____给予你自己的时间

____减轻无聊情绪

____通过将情绪内化来处理愤怒情绪

____允许你在重大任务上出现延误

____获得熟悉感（陪伴、习惯）

____争取成为完美主义者

____使你关注那些更困难的事情或转移你对困难事情的注意力

____当你令人失望后，可以作为一个借口

____让你有纪律或接受惩罚（"我不配这么吃东西"）

____给予你暂时的自由（玩乐、逃避、兴奋、"暂时的失忆"）

____麻木你的情感

____缓和关系（剔除情绪）

____清胃让你觉得自己恢复了常态——可以"正常饮食"

____作为逃避日常生活压力的借口

____帮助你适应理想社会

____给予你成就感

____其他作用＿＿＿＿＿＿＿＿＿＿＿＿＿＿＿＿＿＿＿＿＿＿＿

____其他作用＿＿＿＿＿＿＿＿＿＿＿＿＿＿＿＿＿＿＿＿＿＿＿

2. 检查一下上面提到的这些有关进食障碍的作用。在下面的空格中，解释一下你所认同的这些进食障碍的作用是如何在你身上体现出来的。

＿＿＿＿＿＿＿＿＿＿＿＿＿＿＿＿＿＿＿＿＿＿＿＿＿＿＿＿＿

＿＿＿＿＿＿＿＿＿＿＿＿＿＿＿＿＿＿＿＿＿＿＿＿＿＿＿＿＿

＿＿＿＿＿＿＿＿＿＿＿＿＿＿＿＿＿＿＿＿＿＿＿＿＿＿＿＿＿

＿＿＿＿＿＿＿＿＿＿＿＿＿＿＿＿＿＿＿＿＿＿＿＿＿＿＿＿＿

＿＿＿＿＿＿＿＿＿＿＿＿＿＿＿＿＿＿＿＿＿＿＿＿＿＿＿＿＿

3. 进食障碍在多大程度上满足你对它的作用的期待，请在下面这个数值范围上标出。

0% ——————————————50%————————————————100%

完全不需要进食障碍的这些作用　　　　　　　非常需要进食障碍的这些作用

4. 思考一下你在上文中所认同的进食障碍的那些作用，你会发现进食障碍症可以帮你实现生活中的一些需要。花点时间考虑一下这些需要。你还可

以从哪些途径获得这些需要呢？

_____

_____

_____

_____

_____

现在你对于进食障碍症在你生活中的作用或进食障碍的症状有了更深入的了解，下一步应该看看进食障碍症会让你付出什么成本，又会给你带来哪些好处。你将用到引自米勒和罗尼克（2002）的一个"决策权衡工作表"，该表可以帮你明确维持进食障碍症的成本和好处，以及治愈进食障碍症的成本和好处。这个练习有助于探究你的矛盾心态——是要治愈该病，还是继续在治愈的道路上前行呢？

先观察一下艾梅和凯莉的工作表，然后完成你自己的工作表。

艾梅的决策权衡工作表				
	成　本		好　处	
	短期	长期	短期	长期
继续维持进食障碍症	__我的头发状况很糟 __我感觉身体疲惫 __我无法集中精力工作 __我无法参加社交活动 __我疏远朋友和家人 __严重抑郁 __焦虑感 __让我感觉自己一无是处	__可能对身心造成严重伤害 __很可能会失业，从而无法养活自己 __不得不依靠家人 __失去所有朋友 __孤孤单单一个人	__不会让我想着自己是个失败者 __不会让我感觉孤独 __让我不用思考自己的生活 __让我有事可干	__终生的应对机制 __可预见的，熟悉感 __令人慰藉

续表

	成 本		好 处	
	短期	长期	短期	长期
努力治愈进食障碍症	__失去我的应对机制 __感觉自己可悲 __感觉痛苦和脆弱 __晚上无事可干 __没有逃避社交活动的借口	__失去最好的朋友：进食障碍症 __不得不面对自我 __可能会受到伤害	__想到食物和吃东西，不会完全吸引我 __有更大的可能性和能力去参加社交聚会 __能够胜任我的工作 __因为不会采购大量食物，所以可以省钱	__遇到那个特别的人的几率大大增加 __身体和生活方式更加健康 __满足感更强 __能够从社交活动和工作中获得自尊感 __有更多的钱用于旅行 __我的生活不再充斥着食物和那些症状 __我从进食障碍中解放了出来

凯莉的决策权衡工作表				
	成 本		好 处	
	短期	长期	短期	长期
继续维持进食障碍症	__不能去上学 __让家人难过 __滥用泻药给我带来严重的生理痛苦和苦恼 __晕倒的感觉很恐怖 __身体很虚弱，没法跳舞 __不想和朋友出去玩	__无法工作 __会毁了我的身体 __会杀了我 __对生活的各个方面造成干扰 __让我停滞不前，如一潭死水	__不用去上学，也不用完成学业 __可以很放松 __没有压力 __找到控制感的一种方法 __父母可以照顾我	__不用承担责任 __为什么我不是一个成功的医生？这是个很合适的理由

	成 本		好 处	
	短期	长期	短期	长期
努力治愈进食障碍症	__停止服用泻药的感觉糟透了 __便秘、疼痛、腹胀 __我不得不回去上学 __父母不会再对我百依百顺了	__人们期待我以优异的成绩毕业 __人们期待我像一个医生那么优秀 __我会承受很多压力 __我可能无法做到治愈进食障碍，也不会因进食障碍受到责备 __我要自己照顾自己	__我的父母不再为我如此担心 __我可以去上学 __不会让食物占据我的生活 __不依赖泻药 __可以和朋友出去玩	__不依赖泻药也感觉身体状态很好 __不会晕倒 __更加健康、强壮 __更加快乐 __又能跳舞了 __生活好多了

你的决策权衡工作表				
	成 本		好 处	
	短期	长期	短期	长期
继续维持进食障碍症				
努力治愈进食障碍症				

现在完成你的决策权衡工作表，检查一下有没有互相矛盾的地方。例如在凯莉的表中，"不能上学"同时被归为进食障碍症的成本和好处。你所填的成本和好处有互相冲突的地方吗？

_____

_____

再重新阅读一遍你所填写的进食障碍症的成本和好处后，你觉得自己处于康复过程的什么阶段？如何对比进食障碍症的好处和代价？

_____

_____

_____

_____

请看下面这个数值范围，在上面标记 X，以表示你是更倾向于维持进食障碍症，还是更倾向于开始治愈进食障碍症。

维持进食障碍症——25%——50%——75%——开始治愈进食障碍症

如果你的数值高于 50%，就证明你已经完全准备好要实施本书中所描述的各种方法。如果你的数值低于 50% 也不用担心，这是非常普遍的。实际上，人们往往会发现，这种平衡的打破取决于作出决策当天的情况和所发生的事件。我们还是推荐你阅读本书，并试着保持一种开放的心态。阅读本书提供的资料会帮助你提高对进食障碍症的认知和了解，还有可能让你治愈进食障碍症的倾向更加强烈，并能够保持这种倾向。

第 2 章　一种有效的方法

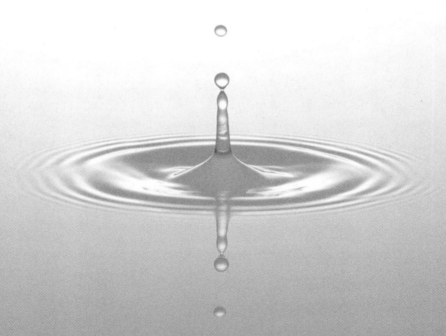

下图用一个模型说明了进食障碍的病情发展和恢复情况（费尔伯恩，马库斯，威尔森，1993）。该模型显示的是一个分成若干层的金字塔。进食障碍症的病情是自下而上发展的。缺乏自尊感以及其他一些根本问题可能会导致你对自我形象的消极评价，同时你还会基于自己的体重和身材来评价自我价值。而与体重相关的自我评价又会促使你尝试通过节食和其他进食障碍的补偿性行为（如过度运动、催吐和服用泻药）来改变或控制你的体形。节食还有可能引起暴饮暴食，而暴饮暴食会让你将这种补偿性行为继续进行下去。

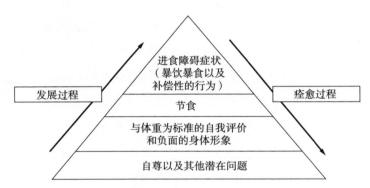

进食障碍发展和痊愈的模型

进食障碍是自下而上发展的，但康复过程却是自上而下的。治愈进食障碍症的第一步是要让你的进食习惯恢复正常，使用各种方法控制暴饮暴食和补偿性行为的发生。一旦进食障碍症的各种症状得到了控制，同时你的饮食情况恢复正常，下一步要解决的就是自我形象问题和与体重相关的自我评价。治疗的最后一个阶段是解决那些导致进食障碍症发生的自尊感和其他的根本性问题。

第2章　一种有效的方法

暴食症的致病因素

是什么导致了暴食症的发生？这是个非常复杂的问题，且对于不同的人而言答案很可能也是各不相同的。暴食症的致病因素或途径并不是唯一的，而是多种因素共同作用的结果。遗传因素、媒体与社会传递的信息、个人或人格因素、早期经历，以及某些特定类型的家庭因素都可能会给你带来患上进食紊乱症的风险（Garner，Garfinkel，1980）。很多此类风险因素会导致自我价值感的贬抑，并刺激你将自尊感（你对于自己的感觉）和自身体重以及体形相关联起来。

如果你的自尊是与自身体重以及体形相关联的，并且你的自我感觉很糟糕，那么采取节食行动来努力减轻自己的消极情绪并增强自尊感看起来就会是一个好的办法。各种社会信息均在不遗余力地宣传该计划一定会获得成功，使得这种解决办法看起来更为可行。虽然节食和减肥可以让你在短时间内自我感觉更为良好，但是不幸的是这种效果无法持久。很快你的身体将会因卡路里吸入的减少而进行相应的调节，并且你的新陈代谢速度将会慢下来以便保存能量。当这种情况发生时，减轻体重将会变得更加困难，因为你的身体系统正在与这个计划进行抗争，并尽最大的努力来维持体重。你可能曾经有过类似的经历，为了应对上述困境而尝试着减少更多的卡路里或是食物类型，或是增大运动量。但是你的身体不希望被剥夺享受食物的权利，并且控制饮食会导致暴饮暴食冲动的产生。同样地，这也是身体系统努力想要保持其体重和进行自我保护的一种反应。

正如你所知的那样，暴饮暴食会导致罪恶感和焦虑感以及对体重的在意情绪。减轻焦虑的一种方法是尝试为暴饮暴食过程中所进食的食物采取补救措施。这种想法会导致呕吐、滥用泻药或利尿剂、过度运动，或是更多的卡路里控制举措。一段时间之后，生理和心理的矛盾会开始渐渐显现，并会随着相关症状的发生而变得越来越严重。进食紊乱症状以及由此引发的各种并发症会形成一个恶性循环。这时即便你努力作出改变也很难阻止进食障碍症的发生。持续的症状可能导致患者情绪低落、思维混乱，而这反过来会让患者更加难以对自身情况作出清晰的判断，从而作出改变。

风险因素

风险因素指的是那些可能会使进食障碍症的发病概率上升的事件或情境，并不是每个具备风险因素的人都会患上进食障碍症，某些并不具备这些风险因素的人也会患上这种疾病。结合你自身的情况，试着观察并思考以下一些因素。

生物因素

大量的生物因素，包括你的基因组成和体型大小，都有可能增加进食障碍症的患病风险。

基因。进食障碍症是有家族遗传倾向的。我们常常会听到患者说他们的姐妹、母亲、表亲、姑妈或祖母也患有进食障碍症。在所有的这类情况中，我们很难判断这种患病的相关性是由于共同生活的环境（如某个家族内部对"瘦文化"的过分强调）还是携带的相同基因（生物组成）所导致的。而通常情况下是两者共同作用的结果。虽然该病确切的发病机制还不明晰，但研究表明进食障碍症确实与遗传有关（Woodside，1993）。因此，血亲中有人患有进食障碍症是一个风险因素。

体形。体重超重或自认为超重是另一个风险因素。因为体重超重或自认为超重会导致你尝试通过节食来改变体形。例如，一直以来卡萝都是个胖小孩儿，从九岁开始，她的母亲就给她制订了一个详细的节食计划。卡萝认为这意味着她再也不能随心所欲了。多年来卡萝尝试过各种各样的减肥方法。当她终于减肥成功的时候却患上了进食障碍症。

社会文化信息

社会似乎也是进食障碍症致病的一个重要因素，这一点并不奇怪。进食障碍症在医学和减肥产业发达的社会中更为常见。因为你经常被杂志中关于身材和减肥的内容、各种商业广告、电视节目、电影、广告牌等具有强烈冲击性的信息轮番轰炸。这类信息会传达两层意思：要想成功、快乐和具有自我价值，你就必须拥有苗条的身材；只要拥有足够的意志力、合理膳食并适当运动，任何人都能达到减肥的目标。尽管生产减肥产品的公司不厌其烦地试图让你相信这种说法，但这并不是事实。这可是一个价值数十亿美元的产业，这个行业的赚钱之道在于这样一个事实：长期来看他们售卖的产品（如节食减肥）实际上是无效的。正因如此，才会有源源不断的顾客愿意不计代价地寻找那些能够真正改变他们体形的神奇秘方。

然而对于某些人来说，事实是不管他们做多少个仰卧起坐，也没法练成杂志上描绘的那种腹肌。从生理学上看这是不可能实现的。虽然想在不远的将来改变社会对苗条身材的推崇是很难办到的，但你可以开始改变对这些信息的认知和反应。要实现这种改变的方法之一是用批判的眼光去看待和想象这些每天向你袭来的信息。千万不要只是接受这些信息的表面意义。

其他风险因素

还有其他许多风险因素可能增加你患进食障碍症的几率，这其中包括成长过程中早期的经历、家庭特征和你的个性。

嘲笑。那些因某种原因从同龄人群中凸显出来的儿童和青少年可能会遭到无情的嘲笑或排斥（Cash，1995）。遭到嘲笑会磨灭一个人的自尊，这种情况通常发生在成长的关键时期（Gleason，Alexander，Somers，2000）。儿童会因为相貌、性成熟、身体素质、学习能力、宗教、文化习俗以及性情方面的差异而遭受到他人的嘲弄。我们来看下面这个案例。莎拉出生时患有一种疾病，导致其面部畸形。为了矫正这个问题，她在童年时期接受了多次整容手术，但她的左眼仍然留下了一些残缺。如今萨拉依然清晰地记得童年时大家都叫她"大象女孩"，还有其他一些难听的绰号。大部分操场上进行的活动都没有她的份儿，她只能在孤独和恐惧中打发那些休息和业余时间。虽然萨拉有一个住在隔壁的好朋友，但这个朋友也只会在放学后才会和她一起闲逛，并且不允许莎拉在学校跟她说话，因为她不想其他孩子把她和莎拉视为一类人。这让莎拉感到更加痛苦，就好像她是一个身负原罪的人。想到自己的面部畸形是无法改变的，她就开始尝试减肥，试图以此来让他人更加接受自己，同时自己也能更加好受些。

虐待。性虐待、身体虐待或情感伤害都会增加暴食症的患病风险。这并不意味着每个暴食症患者都曾遭受过虐待或者每个遭受过虐待的人都会得暴食症，但虐待行为确实会对个人造成影响。来看下面的例子，约翰是个年轻的小伙子，在父母离婚前（那时他三岁），他一直和母亲及身患残疾的哥哥一起生活。约翰的母亲常常控制不住自己的愤怒情绪，经常对约翰大发雷霆，每当这种时候，她不是大打出手就是用难听的言语谩骂约翰。在约翰 14 岁那年，有一次母亲把他的眼睛蒙住，赶出了家门，并告诉约翰他不再是她的儿子。约翰从记忆的最深处回忆起了很多类似的事情。这种经历不仅深深地打击了约翰的自尊，还成为了他患上进食障碍症的一个诱发因子。于是约翰开始暴饮暴食和催吐，试图以此来控制这种畸形的母子关系所带来的愤怒和悲伤情绪。

缺乏独立性。对于大多数人而言，从青少年时期到成年早期这段时间是一次痛苦的转变。这是因为以前是父母或监护人替你做决定，现在是该轮到你自己做决定了。但某些人的这一转变期因某种原因被延长了，或者监护人和当事人之间就这种转变该在何时出现产生了分歧。如果你已经成年，却无法独立做决定，你就会开始产生失控、愤怒或伤心的感觉。这会打击你的自信心，并会产生无用感。当你认为自己是个无用的人时，就好像自认为没有能力搞定某件事情一样。不管怎么说，你缺乏独立应对生活的手段。这些想法和感觉也会把你置于患上暴食症的风险之中。

马尔金的 19 岁生日马上就要到了，她对自己未来的高中教师职业感到兴奋不已。马尔金在一个正统的犹太家庭长大，十个孩子中排行老大。大家都认为她理应在着装、言谈举止方面遵规守矩，同时要尊敬父母、承担家务和照顾弟妹。马尔金生性聪明，善于交际，也有一大帮关系亲密的好朋友，她乐于和朋友们共度时光。然而，当社交生活和学业影响到她完成家务活和照顾弟妹的任务时，父母就会禁止马尔金与朋友们来往，并决定让她终止学业。马尔金跟父母据理力争，向他们解释朋友和学业对于自己有多么重要。但父母毫无反应，根本不考虑改变当初的决定。马尔金感到非常难过和无助，她觉得自己对于生活中发生的事情完全没有话语权。这让她的自我感受非常不好，完全失控。要想控制自己并让自己感觉好受些，方法之一就是通过吃东西或不吃东西来控制自己的身体。进餐时间对于家庭生活来说是非常重要的时刻，马尔金拒绝吃饭又招致了另一个问题——激怒了她的父母。尽管父母非常生气，马尔金还是决定在这件事情上要自己做主，这让她终于感觉到至少她还能对生活的某一方面拥有控制权。

在另一个案例中，莎琳也在为争取独立而努力，但她的问题与马尔金不同。莎琳的父母希望把"一切最好的东西"都给她，并坚持尽其所能地来实现这个想法。她母亲负责莎琳的一切事务，包括购物、洗衣服、做饭，甚至是安排她的约会。父亲则过分热心地关注她的学业，并亲自帮她完成了大学申请。这让莎琳感觉自己完全没有任何技能，没有办法靠自己独立完成任何事情。这种想法极大地打击了莎琳的自信和自尊。她开始节食和运动。刚开始她的体重确实下降了，肌肉力量也得到了增强。朋友和家人都认为她看上去棒极了，并对她能够严格自律去完成每天的健身锻炼而印象深刻。这是她人生中第一次感受到自己的价值，莎琳觉得自己是能够把一些事情做成和做好的。

在这两个案例中，家庭因素导致马尔金和莎琳感觉失去了对生活的控制，这也是进食障碍症致病的一个主要因素。

完美主义。完美主义是一种可增加进食障碍症患病风险的个性或个人因素。研究表明，过分的完美主义不仅容易引起进食障碍（Mclabe et al. 2000），还与焦虑（Antony et al. 1998）和情感障碍（Ingram，Miranda，Segal，1998）有关。尽己所能并为自己设定目标并无不妥，但如果设定的目标太不现实，很难实现而且过于严苛，你就会陷入麻烦。这样的完美主义容易让人患上进食障碍，也不利于疾病的康复。

我们来看看下面的例子。仙妮丝在学校所学的专业是服装设计，不仅她个人十分注重自己的外表，对于她的职业选择来说，外表也是很重要的一方面。班里的同学都很注意她的穿着，也非常欣赏她的审美风格。在去那些高档百货公司参加求职面试时，雇主不仅会留意她的工作经验和服装设计的专业背景，还会去看她的衣着打扮。仙妮丝总觉得自己的体重还没达到她理想的要求，一想到自己没法穿那些被认为是"最新潮"的小码时装时，她就觉得很心烦。出门时要以最佳的面貌示人，哪怕只是出趟公差，这点对于仙妮丝来说非常重要。她给自己施加了太多的压力，给自己放松一下，哪怕只是显得自然一点对她来说都是不容易办到的事情。由于仙妮丝认为自己的身材还"不够好"，她也尝试着控制自己的体重，从而患上了进食障碍症。

你的身上有哪些风险因素?

正如你所看到的，有很多因素可以增加你患上进食障碍症的风险。在此，让我们花点时间回忆一下生活中那些让你觉得会增加进食障碍症患病率的各种风险因素。在下面的工作表中大概描述一下你自身存在的风险因素。这不仅有助于你更加了解自己是如何患上进食障碍症的，还会让你注意到那些很可能要在后面的章节中解决的潜在问题。

你的风险因素工作表

针对每一个类别，回想一下你曾经有过的经历或者你不得不处理的一些因素，这些因素可能增加了你患上进食障碍症的风险。在空白处填上有关这些因素的详细信息。

遗传/生物学因素（家族中有进食障碍症的病史，性早熟，体重比其他小朋友更重）：

_____

_____

_____

_____

社会文化因素（媒体信息）：

_____

_____

_____

_____

童年经历（如被人嘲笑）：

_____

_____

_____

_____

家庭因素（父母期望、家庭成员的对体重和身材十分看重，有被虐待经
历、出现过家庭成员离婚、死亡等应激性事件）：

_____

_____

_____

_____

个人因素（个性风格、完美主义）：

_____

_____

_____

_____

认知行为疗法有效吗？

认知行为疗法是被研究得最为广泛的一种治疗暴食症的方法，目前该疗
法也被认为是暴食症的标准疗法。各种研究一致表明经过持续的治疗后，该
疗法确实能改善几乎所有暴食症患者的进食习惯，减少暴饮暴食、催吐、滥
用泻药和过度运动等行为症状的出现。同样，很多完成了认知行为治疗的病
人都会从原来的暴食症状变得饮食有度。此外还有有力的证据表明，经过这
种治疗后，人们对饮食和身材的信仰和态度也会有所改善（Pike，Loeb，
Vitousek，1996）。尽管有关此疗法的事实前景非常乐观，但众所周知的是暴
食症具有相对较高的复发率，也就是说在感到有压力的时候许多人的进食障
碍又会复发。这种高复发率提醒我们要进行预防复发的研究（第 12 章对此
有所论述）。总之，对大多数人而言，治愈暴食症是可能的，但我们还需要

在预防暴食症复发方面付出持续的努力。

万里长征第一步

如果你已经读到了这里，你可能已经准备好要进入暴食症康复的一个更加主动的阶段。第一步就是要通过对你的活动、行为、思想和感受进行监控来提高意识。自我监控包括对你所摄入的任何食物和饮料（包括以暴饮暴食方式摄入的），你的进餐时间和地点，同你一起进餐的人，对具有某种症状的冲动、实际的症状（付诸实施的冲动）以及与各种冲动和症状相关的想法和感受进行跟踪记录。有些人认为这是很难做到的，因为并不想知道自己在吃什么和没吃什么，而且他们还会对所出现的症状感到惭愧和窘迫。你的余生没必要一直在自我监控中度过，但现在既然你的重点在于治愈疾病，花点时间来做这件事情是很重要的。

自我监控的目的是帮助你找出产生进食障碍的想法和症状的原因，同时也有助于帮你确定重要的治疗目标。例如，通过自我监控，珍娜发现几乎每次不吃午饭导致的结果都是晚餐会暴饮暴食然后催吐。在另一个案例中，艾普拉多半会在结束和母亲的通话后服用泻药。苏珊也终于注意到每次她称完体重心情都会很不好，接下来的一整天里都会控制自己的饮食。你要关注这类与自己相关的信息，这样才能有效地运用本书后面章节将要谈到的一些认知行为技巧。在进行自我监控时，要记下你的每一次进步，不管这种改变有多么微不足道。对一些人而言，某一天吃了早餐，或者把暴饮暴食和催吐的次数减少到每天一次，或者吃了一片比萨后没有吐出来都是值得记下来的并在此基础上继续坚持的进步。我们并不是说通过自我监控就足以治愈你的进食障碍，但这是通往康复之路的重要一步。

你的日报表

你可能需要把我们提供的日报表复印一些。你要复印至少足够两周使用的日报表。如果没有可用的复印机，你可以依照所提供的日报表格式记录在普通的笔记本上。最好是每天用一张纸来记录，这样你可以更加方便地查看

第2章 一种有效的方法

和评价每天的情况。可以的话，每天从一起床就应开始记录。首先写下当天的日期。记下所有你吃掉的食物和喝掉的饮料，一定要记录得很详细。还要记录下食物的数量和种类。例如，你的早餐也许是两块全麦果酱面包和一杯脱脂牛奶。进餐后，请在该餐的记录后面加上括号，并在括号中注明是早餐、中餐、晚餐还是零食点心。同时还要记下进餐的时间和与你一起进餐的人。

如果你有暴饮暴食的行为，请记下所有吃掉或喝掉的食物和饮料，同样也要记下这些食物的数量和种类，并在旁边加上括号，注明这是一次暴饮暴食行为。当你出现任何限制食物摄取、暴饮暴食、催吐、服用泻药和过度运动的冲动时，请在相应的栏目中注上字母"U"，以表明你出现了某种症状的冲动。如果你将某种冲动付诸实施了，并出现了限制饮食、催吐、服用泻药或过度运动的行为时，请在该栏中打"√"，以表明你已经具有了某种症状。最后记录下你当时的想法或感受，尤其是当出现冲动和症状时的想法和感受。

在你忙着记录每天的日报时，我们并不指望你改变自己的饮食习惯和症状；也没有什么方法能让你做到这一点。你所需要的就是对自己当前的饮食和症状进行一个准确的评估。

在开始记录日报前，请先看看凯伦所记录的这个日报样表。读过她的日报表后，你会对凯伦的情况有充分的了解。她没有吃早餐，并为此感到很开心。她还在限制饮食一栏中打钩以表明她没有吃早餐。她限制了午餐的进食量，但当周围的朋友在吃着她认为属于"禁食"的食物时（比如法式炸薯条），她不得不与这种也想大吃一顿的冲动进行思想斗争。放学后，她再也无法抑制这种想大吃一顿的冲动，于是来到一个免下车快餐店点餐并在车上大吃大喝了一顿。之后她又跑到快餐店的洗手间把这些吃进去的食物吐了出来。她感到疲惫、虚弱，对自己非常失望。回到家后，凯伦要与家人共进晚餐，只得尽量限制自己的进食量。为了限制脂肪的摄入，她只吃未经任何加工处理的土豆。吃任何东西都会让凯伦有负罪感。吃过晚餐后，她拒绝了朋友的外出邀请，到健身房做了两个小时的高强度锻炼。回家后，在睡觉前喝了一杯绿茶，吃了一些椒盐脆饼。锻炼之后，她感觉心情好了许多。她累得没精力去做作业，就直接上床睡觉了。这个例子证明记录日报对于确认你的进食情况、想法、感受和行为以及这几个方面的联系是非常有用的。我们可以看出在凯伦限制热量摄入的极端行为和暴饮暴食行为之间是有联系的。我们还能看到凯伦的心情好坏主要取决于她吃了什么。我们发现她在拼命地控制饮食，为此她选择了运动，放弃了社交活动。因为过于疲劳和过于关注自己的饮食和体重，凯伦很难集中注意力，因此无法将精力投入到学习中去。凯伦的进食障碍确实影响到了她生活的方方面面：她的心情、集中注意力的能力以及社交生活。

凯伦的日报表 日期：5月5日							
时 间	摄入的食物和饮料	人物、地点	限制行为 U=冲动；√=已付诸行动	暴饮暴食 U=冲动；√=已付诸行动	催吐或服用泻药的行为 U=冲动；√=已付诸行动	运 动 U=冲动；√=已付诸行动	想法和感受
早上7点	早餐：1杯不加奶咖啡	家里	√				感觉良好，精力充沛
中午	午餐：1大杯水，1小碗米饭加蔬菜	学校咖啡馆	√	U			感觉很饿，无法集中注意力，有强烈的冲动想像朋友们那样点一些薯条来吃，有强烈的冲动想要大吃大喝一顿
16点	大吃一顿：2个汉堡，2大包炸薯条，3个苹果派，1杯热巧克力圣代	放学后，车里		√	√		有失控感，在大吃大喝时心情很好、很放松，但此时有负罪感，讨厌自己，到洗手间催吐，现在感觉疲惫不堪

续表

18 点	晚餐：1小片鸡肉，1/2烤土豆，1杯原味青豆	与家人共进晚餐	√			U	对吃了这些东西有负罪感，讨厌自己
21 点	零食：绿茶，一小碗椒盐脆饼	健身房运动2小时后，回到家里	√			√	感觉又累又饿，但因做了运动而心情不错

在每餐后，每次出现冲动或症状时，请填写你的日报表（如有必要，请一定花点时间在一天结束时完成当天的日报表）。连续记录两周，就能得到一个准确的基线数据。

日报表					
日期：_____					
时间					
早上 7 点					
中午					
16 点					
18 点					
21 点					

回顾一下你进行自我监控的内容

现在你已经完成了两周的自我监控，花点时间来检查完整的日报表记录。在下面的空白处填上你的答案。在你阅读下面新的章节时，这些信息是非常有用的。

你是否注意到你的进食模式？

_____

_____

_____

_____

你是否注意到你的饮食、想法、感受和行为之间的关系？

_____

_____

_____

_____

你的进食障碍症状具有某种模式吗？

_____

_____

_____

_____

限制饮食然后又大吃一顿，这两种行为是否会在你身上交替出现？

_____

_____

_____

_____

在某些触发因素和症状之间是否存在联系？

_____

_____

_____

_____

是否在一周内的某一天或某几天里，你的症状发生的几率非常大？

_____

_____

第2章　一种有效的方法

_____

_____

你生活的哪些方面会受到进食行为或症状的影响?

_____

_____

_____

_____

第 3 章　控制你的体重

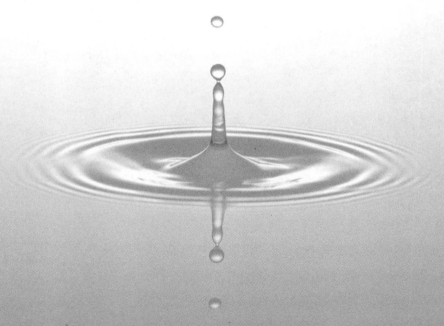

本章和下一章将要涉及许多重要的话题，刚开始的时候这些话题可能会让你觉得有些困难。其中一些有关饮食和体重的信息也许会和你在多年生活中所形成的信仰相冲突。现在最重要的是保持一个开放的心态。阅读这些章节的内容，试着把它想成是看待体重和饮食的另一种方式。我们很清楚这并不是思考这些话题的唯一方式，并且还会有大量与之相反的信息和证据，但我们知道这些信息会告诉你一个基本的原理，并促使你用不一样的方式来尝试一些事情，同时也有助于你的康复。

定值理论

北美女性的平均身高大约为五英尺四英寸①。肯定会有一些女性的身高低于或高于这个平均值。身高主要由遗传因素决定，并且在大多数情况下，你是无法决定自己的身高的。没有人会在这个事实上产生异议。

这一点对于体重而言也是一样的。有些人的体重就在平均体重上下，而另一些人的体重天生就会高于或低于平均体重。你的身体机能在这个自然体重下能达到最佳的状态，也是你的身体根据基因组成情况有意想要达到的体重（Keesey，1993）。正如你的身高和鞋码都是预先确定的一样，你的生物学体重也是预设好的，或者说你的身体在尽力维护一个设定值（Bennett，Gurin，1982）。大多数人的体重都在这个设定值的五到十磅②范围内波动，即我们应把这个设定值看成是一个范围，而不是一个确定的数值。你的体重设定值取决于包括遗传和新陈代谢在内的一系列生物学因素。

基础代谢率是指你的身体维持基本生理功能（如呼吸、细胞再生、消

---

① 1 英尺 = 0.304 8 米，1 英寸 = 0.025 4 米。

② 1 磅 = 0.453 6 千克。

第3章 控制你的体重

化）所需的能量（卡路里）。对于饮食正常的人（节食和没有饮食障碍的人）来说，基础代谢通常占人体总能量需求的三分之二，剩下的能量在身体运动的过程中消耗了。基础代谢率能够帮你将体重设定值维持在一定水平，其原理如下：如果你摄取的卡路里多于一段时间内维持体重所需消耗的量，通常你的体温就会上升，从而让你的基础代谢加快，燃烧掉多余的卡路里。这被称为"饮食导致的生热作用"（Rothwell，Stock，1979）。另一方面，如果你摄取的卡路里少于维持体重所必需的量，你的基础代谢就会减慢，以释放更多可用的卡路里。这就是为什么大多数饮食正常的人在一段时间内的体重一般是很稳定的。节日期间你可能会因为吃得过多而导致体重增加，而生病的时候又可能因为没有胃口吃东西而导致体重下降，但一般都会处于一个设定的范围内。从进化论的角度来说，定值理论是有道理的；假如不具备这样一个维持体重的内在机制，人类很可能无法在那些饥荒的年代存活下来。

你的体重设定值

现在，你可能很想知道自己的体重设定值是多少。而唯一能确定这个设定值的方法就是先要治好你的暴食症，经过一段时间（通常为一年）的正常饮食后，才能确定你的体重设定值。当你做到这一点后，为了将身体的重要机能保持在最佳状态，你的体重自然会恢复到正常水平。可是说总比做容易，对吧？我们明白那些正处在康复过程中的暴食症患者都想知道在恢复正常饮食前，他们会遇到哪些麻烦。遗憾的是，我们对这个问题无从知晓。也许你可以把其他家庭成员的体重视为你的体重设定值的指标，但请记住，这个方法只有在你家人的饮食习惯都是正常的情况下（没有节制饮食或暴饮暴食）才有效。在你成年后，可能有一段时间你的饮食是正常的，也没有出现任何病灶。那么这段时间里的体重就可被当作你的体重设定值。否则在你康复的过程中，就只能等待看看体重会发生怎样的变化，而这个过程会让你感觉苦恼，颇有压力。

有一种倾向认为，如果开始正常地饮食，你的体重就会不断上升，再也停不下来。这种事情是不会发生的，但你需要有耐心和一些应对的策略，以便发现自己的体重设定值。虽然你的体重设定值可能比预想的要高，但重要的是，你要知道有关自己体重的准确信息，而不是随意猜测体重会不断地上升。

为什么节食没有效果？

人的自然体重可以很轻，也可以很重。但不幸的是，对于那些体重高于平均值或处于平均体重值上下的人而言，他们的身体达不到社会所推崇的那种理想化的纤细标准。正是这类人更有可能尝试通过节食来改变他们的自然体重。现今社会中很多人对自己的身材不满意，节食非常普遍，人们花费大量时间来改变体重，却未获得很好的效果。资料显示，大多数节食方法在长期保持理想体重方面的效果并不尽如人意（Garner，Wooley，1991）。定值理论为我们解释了为何多数节食方法都是无效的：限制热量摄入最终会使你的新陈代谢下降，从而导致身体利用卡路里的效率提高，这对减肥来说是不利的。

节制饮食和暴饮暴食

节制饮食是导致暴饮暴食的原因之一。我们来看看下面的案例。一直以来，苏珊都严格控制自己的饮食，只吃一些低卡路里的水果和蔬菜搭配鱼肉和鸡肉等低脂肪蛋白食物。她一天的生活是这样的：起床后喝一杯黑咖啡，吃一片水果（通常是苹果或梨）。中餐苏珊会吃一些低脂沙拉，喝一杯清水。这一天，苏珊受邀参加好友的生日晚宴。她晚餐吃了一盘意大利面，然后迫于主人的盛情邀请，又吃了一块生日蛋糕。据苏珊描述，在吃完这块蛋糕后，她感觉自己完全失控了。她认为自己的这一天糟糕透了，无可救药地打乱了自己的节食计划。这种烦恼的情绪在生日宴会结束很久都挥之不去，但一回到家，她就出现了很强烈的进食冲动，于是吃掉了一大盒的冰激凌和一大袋的椒盐脆饼。为什么不干脆尽情地吃一顿呢？反正她已经把这一天给毁了，而且苏珊相信第二天早上开始，她又会回到正常的轨道上来。珍妮·波利维和彼得·赫尔曼是这方面的学者，他们把这种现象称作"不管了"

第3章 控制你的体重

效应。

　　暴饮暴食可能是因为吃了某些本不该吃的食物所导致的（Herman，Mack，1975），但一项针对长期节食者（限制性饮食者）的研究表明，在许多情况下，这些节食者都会出现进食过量的行为。这些情况包括焦虑水平的升高（Polivy，Herman，McFarlane，1994）、临床抑郁症（Polivy，Herman，1976 a）、情绪低落（Ruderman，1985）、喝酒（Polivy，Herman，1976 b）、自我意识下降（Polivy et al. 1987）、感觉体重增加（McFarlane，Polivy，Herman，1998）。长期节食者的饮食行为对他们所处的社会环境也很敏感。例如，限制性饮食者当着其他人的面都吃得很少，而一个人独处的时候就会暴饮暴食（Herman，Polivy，Silver，1979）。当进食者认为节食可以从第二天开始（Urbszat，Herman，Polivy，2002）或者因为他人的出现"打破"了他们的节食计划（Polivy et al. 1979）时，也会引发进食过量的行为。

节制饮食和体重增加

　　不幸的是，在节制饮食和大吃大喝之间徘徊非常容易导致体重增加。节食的过程中，你的新陈代谢速度会明显放慢，以此来储备卡路里。在此期间，你的身体所进行的活动是一样的，但是消耗的卡路里会更少些。如果在节制饮食之后大量消耗卡路里，你的身体会提高卡路里的使用效率，并尽可能将热量以脂肪的形式储存下来。大多数人都会因此而出现体重的增加；这种情况是身体为下一次出现饥饿或节食情况所做的准备，是一种适应机制。这就是为什么那些采用"悠悠球式减肥法"的人在他们开始节食后却发现自己体重反而增加了的原因。

　　我要重申一遍，从长期来看，节食对于暴食症是没有任何效果的，事实上可能会适得其反。有时候还会使人们的体重设定值升高。理想的情况下，你能接受这些信息，并放弃节食的行为，试着恢复正常的饮食习惯。在下一章中，我们会谈到更多有关正常饮食的话题。

你的反应

　　我们很清楚，本章提供的信息与你所相信的所有理论都是相悖的，你也许会对过去作出的节食决定和饮食紊乱行为产生强烈的质疑。现在花点时间回想一下有关体重设定值、新陈代谢、节食和体重增加的信息，然后将你的反应写下来。尽量明确地表达出你的想法和感觉。

_____

_____

_____

_____

_____

现在你是否有如释重负的感觉呢？你有了一个很好的理由永远放弃节食的做法。当你发现节食会事与愿违并提升你的体重设定值时，你一定会为在节食上投入的时间、精力和金钱而感到难过、沮丧和气愤。我们也理解你可能根本不相信我们所说的这些东西，这也很正常。如果你确实不相信我们所说的话，也请允许我们借此机会提醒你保持一个开放的思维，至少换换其他的方式来思考问题，所有这一切都是为了让你尽快摆脱暴食症的困扰。

凯斯的饥饿研究

凯斯对饥饿的研究证明了限制饮食和暴饮暴食之间的联系，同时也为设定值理论提供了理论依据（Keys et al. 1950）

二战期间，安塞尔·凯斯是明尼苏达大学的一名教授。这是一个食品严重短缺的时期，世界各地很多人的体重都严重不足，饱受饥饿的折磨。凯斯教授致力于为战后饱受饥饿之苦的人们找到一种最佳的给养方法。36 位健康的青年男性同意参与这项研究。在研究过程中，这些人被要求住进明尼苏达大学的宿舍。同时，为了将体重减轻25%，他们要在六个月时间里按照一份特殊的食谱进食，以维持一种半饥饿的状态。之后的三个月时间为恢复期，在这段时间里会逐渐恢复这些人的正常进食水平。凯斯教授和他的同事注意到，在饥饿期里，这些男性身上发生了一些奇怪的事情，于是他开始将这些经历记录下来。

第3章 控制你的体重

饮食态度和行为的改变

同许多与进食障碍症进行搏斗的患者一样，这些人把所有的精力都放在了食物和吃东西上了。他们每天大部分时间都在想着吃饭的问题，计划着食物送来后该怎么把它们吃下去。只要食物一送来，他们就会闷不做声地专心吃饭，整个注意力都放在食物和吃饭上。他们很难将注意力放到日常活动上，因为脑子里想的全是食物和吃饭的问题。有些人的这种情况走向了极端，他们甚至在这项研究结束后换了工作：其中三个人当了厨师，一个人从事与农业相关的工作。有趣的是，口香糖、茶以及咖啡的消耗量很大，研究人员不得不限制这类食品的供给（我们的许多暴食症患者也都有过度进食饮料和咀嚼口香糖的现象出现，虽然具体原因因人而异，但很多人告诉我们，这是他们控制进食和抵抗饥饿感的一种方法）。

暴食症病例

参与凯斯这项研究的人们都是来去自由的，许多人在学校上课，然后去校外工作。在开始节食计划以前，他们都同意会负责任地遵守节食计划，并不再吃其他的食物。研究人员并不指望所有人都会报告他们产生了严重的饥饿感。对于某些人来说，这种饥饿感是无法忍受的，会导致强烈的进食冲动。很清楚的一点是，诚信制度不足以抵消这种进食的冲动。当然，这些人是非常相信这项研究的，也希望能遵守相关的条件。为了能更好地遵守这项研究的要求，他们建立了一种伙伴制度，以鼓励那些要走出校门的人带上一个同伴。你猜结果怎样？即便这样做了也没什么效果。很多人确实出去大吃大喝了。其中一个在杂货店工作的人，吃了好几个点心、一袋爆米花、两只熟透了的香蕉。后来据他报告，他感到非常焦虑、内疚，非常讨厌自己。他非常难过，最后把吃的东西都吐了出来，以此来弥补他的放任行为。

有些人的进食冲动和行为直到研究的恢复期才开始出现。换句话说，他们成功地抑制了进食冲动，直到允许他们开始随意吃东西为止。可一旦这些限制条件没有了，那种想要暴饮暴食的冲动就很难避免了。

心理和情绪反应

我们在这些研究参与者的身上观察到了由饥饿所引起的心理反应，包括注意力、判断力和记忆力的下降，对以前喜欢的活动失去了兴趣和参与的动机（包括社交活动和两性交往），抑郁情绪、情绪波动、易怒、突然发火、焦虑、不注意个人卫生以及睡眠障碍等。随着研究的进行，很多人开始因为紧张而出现了咬手指甲和抽烟的行为。实际上，至少有三个人出现了此类严重的情绪反应，我们不得不让他们停止参与研究。其中一个人出现了自杀倾向，另一个为了抵抗抑郁情绪砍掉了自己的三根手指，还有一个出现了强迫性的行为，为了找食物，把垃圾桶翻了个底朝天。

在这些观察中，最值得注意的一个事实是，所有参加本研究的人都经过了一系列的心理测试，研究开始之前，所有人的心理状况都处于正常以上的水平。而在饥饿期以前，从这些参与者的个性适应性来看，我们并没有预计到他们会对热量限制的举措作出如此强烈的反应。实际上，那些表面上看起来心理适应性最强的人却对这种饥饿饮食的做法反应最为强烈。

对饥饿的生理反应

在凯斯的这项研究中，我们观察到参与者对饥饿所作出的一些生理反应包括肠胃不适、便秘、头晕、头痛、对噪音和光线高度敏感、对汽车的控制力下降、心脏机能改变、脱发、脱水和肌肉无力。各种生理改变同样也反映在身体新陈代谢速率的整体下降上，如体温、心率和呼吸的显著下降。

有关设定值理论的证据

从凯斯的研究中得出的两条信息进一步支持了设定值理论。首先，虽然所有的研究参与者都同意要将自己的体重减轻25%，但并非所有的人都做到了。对某些人而言，不管他们实际的食物摄取量减少了多少，他们的体重一直在调整之中，以便省出一些热量存储起来。为了维持体重，他们的新陈代谢速率降低了大约40%，这与研究人员的目标是相反的。最终研究人员放弃了坚持让参与者体重减轻25%的想法。似乎他们已经意识到人体具有一种天然的防御力量来避免自身体重的下降，而将自身体重维持在一个定值也是一种难以对付的力量。

第二条支持设定值理论的信息来自该研究的恢复阶段。一旦参与者获得了开始进食的许可，刚开始他们的体重会迅速地增加，八个月后，参与者的体重都会高于最初的体重。这一点是合理的，因为对于研究过程中被剥夺的进食权利，大多数参与者的反应仍然是过量地吃东西。然而，在十四个月以后，大多数进食量恢复正常的参与者的体重已经恢复到只比原体重略高几磅的程度，这表明人体最终还是会自我调整，恢复到一个体重的设定值。

西姆斯对过量进食的研究

作为对凯斯研究发现的回应，另一组研究人员对过量进食和体重增加的效果产生了研究兴趣（Sims et al. 1968）。可以预见，要找到一些同意参加这项研究的人并不容易，因此研究人员决定让服刑囚犯来参与这项研究。同意参与这项研究的犯人将会得到包括各种美食在内的恩惠（按照当今的标准，这种招募研究对象的方式是不道德也不被允许的）。这些囚犯同意将体重增加20%～25%，并在六个月里将自己的食物摄入量增加1倍。研究初期，大部分囚犯的体重都增加了，但很快他们的身体就拒绝进一步让体重增加，即使他们仍在过量地进食。其中一个人每天从食物中摄取的热量达到10 000卡路里，但体重却依然没有增加。为了对付额外的热量，这些人的新陈代谢速度明显加快了，而且还通过体温升高和大量出汗来燃烧掉多余的能量。过量进食越来越成为一种不愉快的体验，参与者的心理状态在持续下降，一些人在进餐后还出现了身体的病灶。许多人都想退出这项研究（Sims，1976）。

有关定值理论的证据

和凯斯的研究一样，我们从西姆斯的研究中也可以找到两条支持设定值理论的证据。首先，正如人体会避免体重的减轻一样，身体还会对新陈代谢的速度进行调整，从而避免体重的增加。尽管不断地大量进食，也不能如计划好的那样让每个参与者的体重都增加20%。他们的身体会加快新陈代谢的速度来对付额外摄入的热量，然后燃烧掉多余的卡路里将体重维持在一个设定值。

其次，一旦不再要求过量进食，多数人的体重会迅速下降，并稳定在实验前的体重水平。唯一的例外是那两个从一开始体重就迅速上升的人，另外两个参与者是因为有肥胖和糖尿病的家族病史。换句话说，除了那些因为遗传原因天生就容易长胖的人，所有的人都恢复到原始体重，或者叫做体重的设定值。

这些研究对你有何意义？

你也许会问，这些或挨饿或过度进食的参与者的经历对你和你的康复有何意义？考虑到你不会经常处于饥饿状态，不会出现严重的体重不足，你可能会认为凯斯的研究对你没有什么意义。但请记住，如果你一直成功地把体重控制在设定值以下，这些经验就用得上了。同样，即使你的体重正好达到或高于设定值，你也可能正在受到饥饿的折磨。如你所知，暴食症要么是在暴饮暴食和限制饮食之间转换，要么就是进食与各种症状之间的大混战。不考虑你的体重，你也很可能因为暴食症而处于限制饮食的阶段，从而导致你正在经历一些饥饿所带来的负面效应。

不管你是禁食、吃过东西后催吐，还是几顿饭不吃，或者减少某些食物种类的摄入或卡路里的摄入，你的身体都很可能正处于营养不良的状态下，并且还在经历着暂时的饥饿。你还有可能会产生心理上的被剥夺感。另一方面，如果你在暴饮暴食，且体重超过了设定值，西姆斯的研究证明，如果你试着恢复正常的饮食，并停止过量进食，你的体重很可能会恢复到一个更低的水平。

我们要传递的信息是，你目前正经历的许多生理和心理问题都只是不正常饮食的一部分。要想迈出走向康复的第一步，并丢掉那些想要大吃大喝的生理冲动，你需要开始正常的饮食。只有将那些饥饿和过量饮食的效应全部

第3章 控制你的体重

清除后，那些最根本性的问题才会得到彻底解决。让你的饮食恢复正常不仅会让你的身体和情绪都趋于稳定，还会让你摆脱食物带来的负担，解放你的精神，让你有精力去关注暴食症的一些根本问题。下一章，我们会讲到一些方法，这些方法会帮助我们在自身与食物之间建立一种健康的关系。

学会自我控制

我们有很多理由去放弃节食，从千方百计地控制体重转向自我控制和对生活的控制。这里有一些友情提醒。

- 节食不能长期地保证你的体重不断下降。
- 节食会降低你的新陈代谢速度，从而导致体重增加，长此以往还会提高你的体重设定值。
- 节食会导致许多负面的生理效应。
- 节食会带来一系列不良的心理后果，包括抑郁情绪加重、沮丧、焦虑、对食物过分关注和自尊心的下降。
- 节食会导致暴饮暴食或过度进食。
- 节食会带来挫败感（当节食失败时）和失控感（当你打破自己的节食计划时）。
- 饮食习惯恢复正常后，你会把更多的时间和精力投入到生活中其他更重要的事情上去。

第 4 章　何谓正常饮食习惯

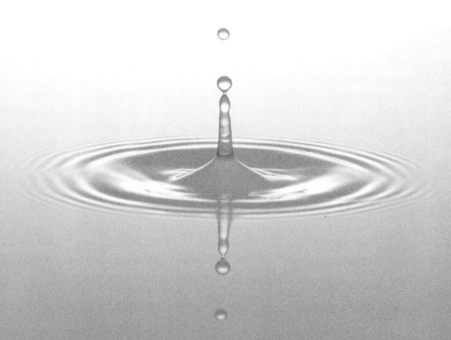

我们所说的正常饮食习惯非常简单，它包括每天至少营养均衡的三餐，可能还包括不时地吃一些零食。通常对于普通女性而言，每天需要给身体补充 1 800 到 2 200 卡路里的热量；而对于普通男性而言，则需要 2 200 到 2 800 卡路里的热量。如果你每天摄入的卡路里远远少于上述标准，那么可能是由于你的体形太瘦，或者正在服用减肥产品。如果你每天摄入的卡路里远远超出上述标准，那么你可能存在过度饱食或者暴饮暴食的问题。当然，上述热量标准会根据个人具体年龄和体形的不同而有所不同。

正常的饮食习惯是指像没有饮食失调毛病的人（非节食者）那样进食。这意味着允许你自己进食正常分量的各种食物。大多数时候，非节食者会在他们觉得饥饿的时候进食，在感觉吃饱了的时候停止进食。虽然他们的进食行为也会受情绪因素的影响，但是很大程度上是由饥饿感和饱腹感这类生理暗示进行控制的。对于节食者而言，饥饿感和饱腹感这类生理暗示会因潜意识里对进食的刻意控制而受到干扰。因此，虽然长期目标是使你的饮食习惯由内在生理暗示来进行调节，但是从短期来看，所需要达成的目标是合理安排你的饮食。按照合理的时间间隔来进食将会重新调整你的生理内在暗示机能，假以时日，或许是一年的时间，你将会感觉到进食相关的生理信号开始慢慢发挥功用。根据合理的时间间隔进食又被称为机械化进食。

使饮食习惯回归正常的策略

制订行之有效的策略对于治疗进食障碍症而言是一个必不可少的基础。在本书中，你将学到一系列针对不同症状所制订的不同策略。使用这些策略的目的是帮助你的饮食习惯回归正常，如此一来也可以帮助克制暴饮暴食的相关冲动。

第4章 何谓正常饮食习惯

机械化进食

机械化进食要求严格遵循特定的进食安排，不管你当时的感觉如何，想法怎样，或者正在做什么。这意味着你必须在早晨起床之后很快进食早餐，在中午时分进食午餐，并且在傍晚时分进食晚餐。如果你倾向于少食多餐的话，那么也可以安排进食零食。零食只能在上午十点、下午三点左右，以及入睡之前食用。机械化进食涉及以下方面的计划：

1. 三餐（早餐、午餐、晚餐）以及零食（如果你有进食零食的习惯的话）的定时进食；

2. 你将会食用的食品种类；

3. 进食的地点和伙伴。

在某一特定时间，机械化进食所安排的食物分量可能会多于或少于你所想要进食的分量，这种情况在该策略施行伊始最为明显。机械化进食的目标就是确保你在一种特定的情况下不会吃得过少或过饱。

你应当事先将你的进食时间表列出来，这可能需要你每天晚上就计划好第二天的饮食。虽然这种工作看起来很枯燥乏味，但是它却是你取得治疗成功的基础。一旦饮食习惯变得比较正常了，你的生理（你将会精力充沛，减少暴饮暴食的冲动）和心理感觉（焦虑感和压力减缓）将会更好。请记住，你并不需要永远每天制订自己的进食计划，这仅仅是为了帮助你恢复正常饮食习惯而在短期内所需要采取的一项必不可少的措施。

饮食习惯正常化实验

对于我们而言，告诉你放弃节食并尝试正常的饮食方法是很容易的；但是对于你而言，这可能是一件令人望而生畏的事情。你可能会害怕如果试图使自己的饮食恢复正常化，那么体重就会开始增加，并且一直增加直至不可收拾。那么，此时你必须坚信自己的体重将会达到你所希望的标准（你的体重设定值）。请将使饮食习惯正常化当作一项实验。你可以在限定时期内进行尝试，比如说一个月，三个月，六个月，或者一年。如果你愿意的话，也可以回归先前失调的饮食习惯。那么，为了进行此项试验，你必须牺牲什么呢？这项实验的目的是使你体验一下没有饮食失调问题困扰的生活状态。请填写以下合约，使自己开始饮食习惯正常化的相关体验。

<table>
<tr><td colspan="2" align="center">正常化饮食体验合约</td></tr>
<tr><td colspan="2">我同意在为期_____的实验时间内努力使自己的饮食习惯正常化。</td></tr>
<tr><td colspan="2">开始日期：_____</td></tr>
<tr><td colspan="2">结束日期：_____</td></tr>
</table>

将食物视为药物

另一种有效的策略是将你进食计划中所规定的食物当作药物，你必须使自己相信这些食物是用来帮助你摆脱暴饮暴食症的。如果你咽喉不适，医生会在药方上开出抗生素并告诉你每天服用三次，你不会对此产生任何质疑并会谨遵医嘱服用药物。同样地，最小量的三餐是你的药物。虽然可能不乐意这么做，但是从长远来看，这是你所需要的。在实施制订好的进食计划时，你可以对自己重复地讲："食物是我需要服用的药物。"

像非节食者那样进食

你可能会想"我不知道如何像非节食者那样进食"。无须担忧，我们将会教给你相关的技巧。非节食型的一顿饭或零食不应当被外部观察者视为是节食型的，例如，克利奥将五根芹菜当作自己的零食。对于一个外部观察者来说，克利奥的零食看起来像是节食者所吃的食物。但是如果她在芹菜中加入酸奶和苹果或是蘸有花生酱的饼干的话，那么看起来就会更像正常意义上的零食了。与此形成对照的是，吉尔将三块冰激凌蛋糕当作自己的零食，虽然这并非是节食型的零食，但是它同样也不属于正常饮食的范畴，因为大多数非节食者会选择只进食一块冰激凌蛋糕。很多食品包装上会提供建议食用分量，你可以加以参照并据此决定非节食型的一餐或零食的具体分量。或者，你也可以使用某位自己所知的正常进食者的日常饮食分量作为标准，以此来制订自己的进食计划。

第4章　何谓正常饮食习惯

将减肥产品从饮食计划之中剔除，这是你成为一个正常进食者的必要前提。这么做有多种理由。首先，大多数减肥产品并非美味，并且进食者通常会因为服用了减肥食品而吃得更多，如果他们进食正常食品的话，可能还会吃得更少。其次，减肥产品通常是骗人的玩意，它们通常并不能够帮助你达到想要的减肥效果。再者，你冰箱中的减肥产品可能会成为一系列症状的导火索（限制饮食的冲动增强、体重增加、过分关注自身体形）。最后，戒除减肥产品是使饮食习惯恢复正常化这个大目标中的一个小目标；既然你已经决定了不再做一名节食者，那么就无须进食减肥产品。如果你的冰箱中塞满了减肥产品的话，那么应该立即停止此类食品的购买。

将风险食品纳入饮食计划之中

正常化饮食同样也涉及逐渐将你之前认为会导致肥胖或引起暴饮暴食的风险食品、竭力避免的食品，以及你所害怕进食的食品纳入自己的饮食计划之中。你可以避免进食所谓的垃圾食品，例如巧克力、炸薯条、薯片或冰激凌。对于将风险性食品纳入饮食计划之中这一建议，你可能会心存疑问。首先，如果你限制自己食用这些食品的话，那么日后当你违反自己的饮食规则时，很有可能会选择暴饮暴食该类食品。有计划地进食正常分量的此类食品比起失控后暴饮暴食要合理得多。其次，这类食品可以使你感觉更好。你可以在宴会、派对或休闲时进食它们。将这类食品排斥在饮食计划之外会给你带来一种心理上的被剥夺感。再者，限制自己进食此类食品可能会影响你参加一些出游或社交活动。例如，参加生日聚会时，拒绝别人递给你的蛋糕是很困难的事。最后，从我们的角度来看，没有所谓的"垃圾食品"。我们更愿意将各种食物看作是能量的来源。它们最终都会被分解成为各种营养成分，为你身体的正常运转提供所需动力。请填写以下工作表，以确认自己在治疗暴食症过程中所需要着手进行处理的方面。

安全食品—风险食品一览表

安全食品是指不会使体重进一步增加的各类食物。这类食品通常脂肪含量低，并且一般被认为是减肥膳食。通常人们在食用安全食品时不会有负罪感或焦虑感，因为它们一般被认为是"健康"食品。请检查自己在第 2 章中所记的日记，并将你的安全食品名单列出来。

_____   _____

_____   _____

_____   _____

_____   _____

风险食品是指会使体重增加的食品。这类食品通常脂肪含量较高，并且一般被认为是垃圾食品。进食风险食品时通常会有负罪感并可能会失控。请将你的风险食品名单列出来。

_____   _____

_____   _____

_____   _____

_____   _____

进食风险食品指南

你可以使用自己在安全食品—风险食品一览表上所列的信息，结合下列指南，将风险食品纳入饮食计划之中。

1. 以一种渐进、有计划的方式将风险食品纳入你的饮食计划之中。这项工作可以以进食一种有一定风险的食物作为开始，最好选择使用风险性不是特别大的食物，以免令你望而生畏。当你逐渐改变自己的饮食习惯时，焦虑感可能会增加，但是只要你坚持改变，假以时日，焦虑感就会逐渐得到缓解。

2. 选择一个安全地点。可以是一个你无法超计划进食或通过呕吐来清胃的公共场所（例如，同一位支持你的朋友一起在公园或咖啡屋）。确保在你周围不存在额外的会引发暴饮暴食行为的食物。如果你有强迫性催吐习惯的话，那么理想情况是选择一个无法使用洗手间的地点。

3. 选择一个安全的时间。最好是在一天当中的早些时候，而不是临睡前

第 4 章 何谓正常饮食习惯

进食，因为那个时候你可能会很疲倦，对于相关症状的抵抗力也会大为下降。

4. 确保你所能够接触到的风险食品只有一份。例如，只购买一小包薯条或单独包装的小分量的饼干。

5. 制订一个进食后的活动计划。这将帮助你避免随后可能会发生的各种症状。例如，会见一位朋友、出去走走，或是做一些有趣的事情。

6. 提前计划！

食品没有绝对的好坏之分

很多患有暴食症的人都会将食物分成好的或坏的，以及安全的或致肥胖的。这种不是黑就是白的绝对化的思考方法会导致各种症状的产生。例如，杰西卡和她的男朋友一起去看电影，她已经一整天没有进食了。她对饮食的控制源自于对自己体形的不满，限制饮食使她觉得自己获得了一种掌控感。在看电影的过程中，她的男朋友从小卖部买来了爆米花、玉米片以及奶酪。此时此刻，杰西卡已经无法抵抗饥饿感了，于是就吃了玉米片和奶酪。因为这件事情，第二天，她自我感觉更糟糕了。对于杰西卡而言，在看电影时进食玉米片和奶酪是一时失控，因为她吃了会导致"肥胖"的食物。这更加激发了她想要继续控制自己饮食的冲动，如此一来，一系列的症状就开始了。

在治疗中，我们认为杰西卡对于玉米片和奶酪的看法是，这两种食物是"不好"的食物。她对于食物的理解导致了自己的罪恶感、羞耻感以及脆弱感。

如果你询问非节食者对于玉米片和奶酪的看法，很多人会说它们是美味的零食。你可以使用这种策略来帮助自己重新认识并改变对某些食品的看法。你可以问自己："非节食者会怎么看待这种情况？"你所需要做的是将食物仅仅看作是食物，而不要加入任何其他的感情成分。事实上没有所谓的好食物或坏食物。所有的食物最终都会分解成为身体提供动力的营养成分。

三大营养成分

当你以一种非节食的方式来计划你的饮食时，最好确保这些食物包含了身体所需的各种营养成分。我们的身体保持正常运转需要三类基本的能量来源。

碳水化合物。碳水化合物包括糖分（水果、果酱、糖果）以及淀粉（面包、土豆、麦片、蔬菜）。它们为我们的身体提供一个快速的能量来源并帮助减少暴饮暴食冲动。

蛋白质。蛋白质包括动物蛋白（奶制品、肉类、鸡蛋）以及植物蛋白（花生、大豆、全谷类）。蛋白质在人的身体中扮演着很多重要的角色，它帮助建造身体的结构部件（内部器官、肌肉、荷尔蒙、血液），并帮助维系和修复肌肉以及相关组织。因为蛋白质对于维系身体机能正常运转来说是如此重要，所以它是你获取能量的终极手段。你的身体更倾向于从碳水化合物以及脂肪中来获取所需的能量。

会带来饱腹感的营养成分（脂肪）。会带来饱腹感的营养成分包括添加脂肪（食用油、人造黄油、黄油）以及食物中所含脂肪（巧克力、烘焙食品、奶酪、坚果、肉类）。由于人们通常会将脂肪和一系列负面的意思联系起来，因此我们觉得将脂肪改称为"会带来饱腹感的营养成分"会对相关治疗有所帮助，在你的饮食计划中，需要关注的是这类成分所发挥的非常重要的功能。会带来饱腹感的营养成分是一种能量高度集中的形式。由于其消化较慢，因而比起碳水化合物来，它会为你的身体提供更为持久的能量。食物中会带来饱腹感的营养成分可以帮助你在三餐之间驱走饥饿感，这将有助于转移你对食物的注意力，从而减少暴饮暴食的冲动。这类营养成分在你的身体中发挥着重要的功效，例如帮助脂溶性维生素的吸收、保护器官，以及形成细胞膜。

请务必记住你的身体并不会将这些能量来源进行好坏分类，对维系身体各项机能而言，它们都是动力的来源。每一种动力来源对人的身体而言都有着不同的功效，但是归根结底，它们都是为身体的正常运转提供能量的。无论你是进食了 200 卡路里的菠菜还是 200 卡路里的巧克力，都只是为你的身体提供了 200 卡路里的能量而已。虽然身体需要不同种类的食物来维系其正常运转，但是事实上，没有所谓的坏能量来源。

第4章　何谓正常饮食习惯

食物金字塔指南是由美国农业部（USDA）营养政策中心发布的，它可以指导你像非节食者一样进食。食物金字塔指南是在多项研究成果的基础之上创建的饮食指南，它对不同的食物种类进行了清晰的阐述，并为人们提供了日常摄入量指南。你可以从以下网站获得该指南的相关信息：http：//www. pueblo. gsa. gov/cic_text/food/food-pyramid/main. htm。

另外一个有价值的食物指南是加拿大饮食指南，相关信息可以从以下网站获得：http：//www. hc-sc. gc. ca/hppb/nutrition/pube/foodguid/。

制订一个行动计划

使暴食症患者的饮食恢复正常化并非易事，相关改变也不是一天就能够完成的，所以无须对自己太过严苛。以渐进的步伐循序改变更为理想，这样可以帮助你坚持向前。如果你的当务之急是摆脱不正常饮食习惯对自己的控制，那么你必须以遵循正常的饮食计划为主要任务。这意味着确保自己在计划的时间内进食计划好的食物。为了做到这一点，你必须好好计划自己的食品采购内容，还必须保证自己能够遵循所制订的饮食计划。

例如，当杰西卡审视自己的食品日记时，她确认早餐是自己需要加以改进的事项。通常杰西卡会不吃早餐，因为她要赶着去上班。不仅不吃早餐，杰西卡还会很自觉地控制自己的午餐。经过我们集思广益地献计献策，杰西卡制订了一些策略来确保自己每天进食早餐。对她而言，这意味着可以在稍晚时间开始一天工作的那些日子里，她将在家用早餐；如果不得不很早就去上班的话，她会提前计划好，并在公司的冰箱里存储麦片和牛奶等食物，以便自己能够在公司进食早餐。事实证明这一策略对她而言十分有效。每个人的情况都具有独特性，所以你必须制订适合自己的相关计划并找出对你而言行之有效的策略。请遵循以下步骤来帮助你的饮食习惯恢复正常化：

1. **提前计划你的饮食**。提前计划好自己一周的饮食。虽然具体情况会不断地发生变化。在某些情况下，你需要随机应变地对计划作出一些更改，但是事先制订好主要计划将会帮助你更好地实施机械化进食。请利用前面所提到的饮食计划一览表，或自己日记中的相关信息来制订出合理的计划。如果你是以饮食计划一览表作为参考的话，那么最好是将其制作多份，以便接下来几周或几个月制订饮食计划时使用。按计划进食这一过程的具体时长取决于你准备进行的饮食正常化实验的时间段。请记录你每天进食的次数、内容以及分量，最好同时提供相关实例。

2. **自行监控自己的饮食**。使用本书第 2 章中提供的日记形式对自己的饮食情况进行监控。

3. **审视你的监控成效**。一周之后，请找时间审视自己的饮食情况，并询问自己下列问题：

- 我是否进食了足够分量的正餐和零食？
- 我的正餐/零食中有多少是"节食型的"？
- 我进食正餐/零食的时间把握得合理吗？
- 我的食物品种选择是否丰富多样？
- 我所进食的各种食物的分量如何？它们是否正常？是否是非节食型的？
- 我是否正在服用减肥产品？
- 我是否过于依赖安全食品？
- 我是否刻意避免进食某些特定类型的食品？
- 我是否将风险食品纳入饮食计划之中？

4. **选择一个目标**。根据你对上述问题的回答，为下周选择一个合理的饮食目标。例如，"本周我将在早餐一项上作出改进"。

5. **审视你的进展**。请于每一周结束时，找时间坐下来，好好审视一下你朝着既定目标前进的进展情况。如果你认为进展得很困难，那么可以找出问题所在并制订相应的应对策略来帮助你实现自己的目标。如果你已经达到了原定目标，那么请继续保持这种变化，并为即将到来的一周制订好新的奋斗目标。

6. **牢记自己的动机**。这是一项非常艰巨的任务，完成这项工作是极具挑战性的。牢记促使自己决定克服进食障碍症的原因对于治疗的顺利进行将不无裨益，因为这些原因将帮助你朝着自己的目标勇敢迈进。

第4章 何谓正常饮食习惯

7. **奖励自己**。如果你严格遵循了所制订的计划，并为实现目标作出了不懈努力的话，那么请为自己加分并进行奖励。奖励的内容不能与食物有关。积极性奖励可以包括为自己做一些有趣的事情，和朋友一起去远足，买一本新的杂志（和塑形以及体重无关的），去美甲店修指甲，或者仅仅是给自己一些安静独处的时间来做一些特别的事情。

8. **保持积极的态度**。请不要用自己的感觉来作为衡量治疗成功与否的标准，因为治疗过程如同一条起伏不平的道路，不可能一帆风顺。请使用自己的所作所为来衡量自己的进展。只要每一天你都在为既定目标而努力，那么你就是成功的。即使一个策略带来了事与愿违的结果或者你又有相关症状发生，也可以将之看作是前车之鉴。保持积极的态度将帮助你一直向前。

杰西卡的工作日饮食计划一览表						
时　间	正餐和零食	星期一	星期二	星期三	星期四	星期五
早上7:30	早餐	一杯橙汁、两片蘸花生酱的土司	一杯加奶和糖的茶、小松饼、橙子	一杯加奶和糖的茶、奶油百吉饼、奶酪	一杯葡萄汁、两片蘸花生酱和果酱的土司	一杯加奶和糖的茶、一碗麦片、香蕉
	零食（随机）					
中午12:30	午餐	金枪鱼三明治、蛋黄酱小圆面包、胡萝卜、巧克力、牛奶	炖鸡、黄油面包卷、一杯牛奶	鸡肉、西泽沙律、蔬菜汤、可乐	炙烤蔬菜、奶酪三明治、炸薯条、姜汁汽水	鸡蛋沙拉、三明治、胡萝卜和芹菜条、巧克力、牛奶
下午3:30	零食（随机）	香蕉	热巧克力以及饼干	奶酪和咸薄饼	麦棒	一杯加奶油和糖的咖啡、饼干
晚上7:00	晚餐	鸡胸肉、1/2杯米饭、1/2杯青豆、冰茶	芝士汉堡（佐餐沙拉）、冰茶	一碗肉酱意面、一片蒜蓉面包、1/2杯西兰花柠檬水	一份鱼、酸奶油香葱烤土豆、1/2杯青豆	一片烤牛肉、1/2杯烤土豆、1/2杯玉米
晚上9:00	零食（随机）	两块饼干、一杯牛奶		一块派、一杯花草茶	酸奶和苹果	水果沙拉

杰西卡的周末饮食计划一览表			
时　　间	正餐和零食	星期六	星期天
上午9：00	早餐	两块香蕉薄烤饼、一杯加奶的茶、一根香肠	2片培根、2个鸡蛋、英式黄油松饼、一杯橙汁
	零食（随机）		
下午1：00	午餐	火腿、芝士三明治苹果、一杯牛奶	炙烤奶酪三明治外加少量薯条、胡萝卜条、一份泡菜
下午4：00	零食（随机）	酸奶	梨
晚上7：00	晚餐	一份意式千层面、佐餐沙拉、一片蒜蓉面包、可乐、一块巧克力蛋糕	鸡肉蔬菜通心粉、佐餐面包卷、佐餐沙拉、冰茶
晚上10：30	零食（随机）		一份焦糖玉米

注意：上述表单所列的是营养均衡的非节食型的正餐和零食。如果对于你而言其分量看起来太多或是太少的话，那么请记住，要达到这种饮食标准需要一定的时间，我们并不要求你能够马上完全遵守这一标准。但是，请循序渐进，尽量不断地取得进展。

工作日饮食计划一览表						
请使用本表来计划你一周的正餐和小吃。请记录进食的具体时间、内容及分量。						
时　　间	正餐和零食	星期一	星期二	星期三	星期四	星期五
	早餐					
	零食（随机）					
	午餐					

续表

时　间	正餐和 零食	星期一	星期二	星期三	星期四	星期五
	零食(随机)					
	晚餐					
	零食(随机)					

周末饮食计划一览表			
请使用本表来计划你周末的正餐和零食。请记录进食的具体时间、内容及分量。			
时　间	正餐和零食	星期六	星期天
	早餐		
	零食(随机)		
	午餐		
	零食(随机)		
	晚餐		
	零食(随机)		

勇敢面对"冲刷期"

当你开始尝试按照正常化饮食习惯进食时，很有可能会遇到一系列生理和心理上的困难，因为你原有的各方面系统还不能够很快适应新的状况。当相关治疗没有收到明显成效时，我们使用"冲刷期"这个词来形容这种困难时期。通常在这种时候，你会发生肠胃不适和疼痛症状（腹胀、胃胀气、便秘、胃酸逆流），想要进食各种食物的想法会更强烈，对自己不满体形的情绪会加剧，会产生更多的焦虑感和压力，还会有强烈的暴饮暴食冲动。但是，只要能够坚持下去，假以时日，身体上的不适会逐渐消失，正常化的饮食习惯会帮助你成功地减少暴饮暴食的冲动。但是即使在最初治疗尚未取得明显成效的阶段，你也必须严格按照计划进食。换句话说，治疗暴食症的过程中，在自我感觉良好之前，你必然会经历一个自我感觉十分糟糕的时期。

一些人描述治疗的最初阶段就像是撞墙一般难受，很多报告也指出，与应对暴食症所引起的各种症状相比，经历这种压力密集期反而更令人无法忍受。你可能会感觉自己向进食障碍症状屈服时的境况反而更好，因此想就此退出相关治疗。但是不幸的是，对任何想要摆脱暴食症困扰的人而言，这都是一个无法避免的时期。为了达到成功的彼岸，你需要排除万难，继续坚持遵循制订好的饮食计划。终有一天，你会慢慢感觉到治疗所带来的积极成效。

第 5 章　应对策略

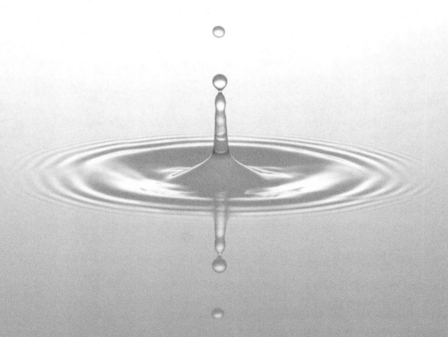

在本章中，我们将提供一些具体策略，以帮助你应对治疗过程中可能会发生的各种情况。这些策略是为了使你恢复正常的饮食习惯，帮助你避免冲动性暴饮暴食、过分克制饮食、催吐行为、服用泻药、过度运动以及其他与暴食症相关的各类症状的发生。在此，我们首先要弄清楚冲动和症状这两者之间的区别。冲动是一种想要进行某项行为的强烈意愿或驱动力，它通常是由消极思想和感受以及强烈的痛苦或不安所催生的。只有当你按照冲动意愿行事时，它才会变成一种症状。

你可能会觉得自己想要暴饮暴食或进行强迫式呕吐的冲动是如此强烈，以至于必须向这些冲动屈服，否则就会痛苦难耐。那么请记住：冲动感是有存在期限的。在一段时间内，它可能会愈演愈烈，但是当其达到顶峰后便会逐渐消退，最终你会感觉好起来。对付暴食症，你所需要做的就是采用有效的应对策略帮助自己度过每个冲动时刻。在症状干扰十分频繁的阶段，你最好能够预估自己冲动延续的时间长度。如此一来，当强烈冲动来袭时，你就能够清楚地知道需要实施应对策略的时长，也会意识到不管冲动在当下是如何强烈，它最终必定会消退。

坚持使用应对策略

为了摆脱进食障碍症，从暴食症患者成为一名正常人，你必须使用应对策略这种工具。然而，你需要明白的是实施一项应对策略并不是那么容易的事情，它可能会带来很多不便。在短期内，按照冲动行事的确会更简单更常见，因为这么做的话你可以暂时抛开令人烦恼的想法和感觉。对于这一点，我们并不否认。但是通过克制冲动和避免相关症状的发生来打断暴食症周期十分重要。换句话说，实施应对策略的话，你将不能够"快速修复"自己的症状，无法获得一时的舒缓；但是假以时日，你将会看到此举在帮助康复目

第5章 应对策略

标实现方面所显示的成效。

一些应对策略可能会让人感觉十分疯狂。以下是一个实例。琳恩正努力想要从暴食症的阴影之中走出来，她的症状之一是倾向于采取过度运动的方式来控制体重。某天她独自一人在家进食了一个甜甜圈作为下午零食。虽然这是在她的饮食计划之内的正常进食，但是她想要通过运动来消耗刚摄入的热量的冲动却变得十分强烈，她感觉自己就快要控制不住冲动而去进行强度很高的运动了。此时琳恩已经跟着自己的有氧运动录像带运动了一遍，但是她的注意力很快就被家庭跑步机所吸引，极力想要使用它来帮助自己消耗热量。为了应对这一状况，琳恩决定实施一项应对策略。她带着一本书走出门外并锁上了家门，然后将自己仅有的一把钥匙从信件投递口扔进了自家的信箱。她想通过这种方式来等待自己的运动冲动慢慢消退。琳恩就这样坐在自家门外直至自己的父亲下班回家。此时，她的冲动期已过，并且由于现在已经不是单独一人在家了，所以相关症状复发的危险性也大大减小了。琳恩有意地将自己锁在自家门外这一举措看起来有点疯狂，但是，这是一个有创意且有成效的策略，它可以帮助琳恩增加摆脱暴食症的机会。

我们将阐述一系列的具体策略来帮助你克服暴食症所带来的种种冲动。事实上，可能性是无限的，因此我们无法将所有可能对你有用的策略一一列举出来。虽然我们将为你提供一些指导并希望能够帮你想到一些好的点子，但是最好还是由你自己为自己量身定制一些合适的策略。

分散注意力法

这种应对策略对于经历过节食时期的你来说可能并不陌生。当你有进食冲动时，需要想办法分散自己的注意力，这是很多减肥诊所以及女性杂志都推荐的一种方法。现在，我们的提议是将上述建议反过来说，即使用注意力分散法帮助自己避免过度限制饮食、暴饮暴食、催吐、服用泻药以及过度运动。分散注意力需要从事某项活动以便使你的注意力从各种冲动上得到转移。通常，这类活动最好能够带给人以愉悦感（而不是琐事），并且能够吸引你的全部注意力。这可以包括给朋友打电话、录制并观看你最喜欢的电视节目、做填字游戏、上网、查收电邮、整理照片、美甲、散步或是洗澡。你必须选取对你而言最有效的途径。对于观看电视节目可能会引发暴饮暴食冲动的人而言，使用电视来转移注意力并不是一个好的策略。同样地，对于倾向于将散步变成暴走或是当作去购买用于暴饮暴食食品的途径的人而言，最好不要采取散步这种应对策略。如果你认为散步是一种很好的策略，但是又担心自己会不自觉地去杂货店购买食物的话，那么请在出门时将钱包留在家中。

有时你可能会发现自己需要远离某个不安全的环境或是延迟回家时间，直至相关冲动消退。很多正在努力戒除暴食症冲动症状的人告诉我们书店是一个不错的选择。通常这类场所会允许你在闲暇时分翻阅各类图书，它们甚至还会提供一个良好的阅读环境。一位妇女告诉我们她有一天晚上在书店里待了三个小时，因为她觉得自己如果回家的话，很有可能会克制不住想要催吐的冲动。

拖延战术

对于想要摆脱冲动对自己行为的控制的人而言，拖延战术是一个很好的途径。通过拖延战术，在特定时间段内你可以推迟作出是否按照冲动行事这一决定。下一次如果有类似冲动感发生时，请在付诸行动之前等待十分钟。在这十分钟内，请让自己从事一项可以分散注意力的行为。十分钟之后，请重新审视你的冲动并决定自己应该怎样做。届时，你可能会决定再等上十分钟或是使用其他的策略，你也有可能决定向自己的冲动屈服。无论结果如何，至少你在作出最终决定之前对自己的冲动有了一定的掌控能力。如果产生了某种冲动，并不意味着就一定要向其屈服。大约一周以后，请延长作出决定之前的等待时间。在接下来的几周内，请逐渐增加这种拖延时间的时长。通过不懈努力，最终你将会获得足够的时间来彻底摆脱相关冲动的控制。

金姆使用拖延战术和注意力分散法来避免自己向暴饮暴食的冲动屈服。她列出了自己可以进行的三十项不同的分散注意力的活动，以此来应对暴饮

第5章 应对策略

暴食的冲动。她在每一张小纸片上写下一项活动内容，然后将这些小纸片分别折叠起来并放入一顶帽子之中。她承诺在屈服于暴饮暴食冲动之前，至少随机进行五项上述活动。每一项活动都需要五到十五分钟来完成。能够有效地帮助金姆克制冲动的活动包括涂抹指甲油、给朋友发送电子邮件、编织、玩电动游戏、阅读喜欢的书籍，以及弹奏她最喜欢的乐曲。如果你也准备使用这种拖延战术和分散注意力战术相结合的策略的话，那么排在你的分散注意力活动列表上前十位的是哪些？请在日记中将它们写下来以便日后作为参考，或者你也可以像金姆一样用小纸条分别写下来并放入帽子之中随机抽取。

应对警句

反复使用应对警句可以帮助你战胜暴饮暴食、催吐、运动或服食泻药等各种冲动。应对警句可以是一句话或一个词语，你可以将它大声讲出来或是在心中默念，以此来提醒自己正在进行的相关治疗以及长期目标。一些人将自己的应对警句写在一张可以放进钱包或口袋的小纸片上，以方便取阅。请努力以一种可以调动自己积极性的方式来撰写你的应对警句，并尽量避免使用惩罚性或严苛的字眼。以下是一个这方面的例子。

玛格丽特正在从暴食症中慢慢康复。一所物理理疗学院给她发来的录取通知书是支持她进行治疗的主要动力，她将会在几个月后去到那所学校开始相关课程的学习。这对于玛格丽特来说是一个人生梦想的实现，她深知自己必须战胜暴食症以便能够在新学校中正常地学习和生活。她的应对警句是"牢记你的奖励"；每当感觉到有暴饮暴食或服用泻药的冲动时，她就会对自己说这句话加以警示。因为学习相关课程会实现她成为一名物理理疗师的梦想。

对部分人有效果的应对警句可以是下列类型："坚决不能进行清胃行为"，或者"坚决不能自我催吐"，还可以是"坚决不能使用泻药"。这些语句背后所隐藏的信息是：催吐和滥用泻药是由你所患的暴食症导致的非常严重和危险的症状。基于这种信息，一些人对自己郑重承诺：不管在什么情况下，坚决不能进行清胃行为。这意味着即使你暴饮暴食，也不得使用清胃行为来排出过多摄入的食物。如果你真的能够坚持自己所作的上述决定的话，也许你最终会惊奇地发现它对于治愈暴饮暴食症状所发挥的重要作用。如果对你而言，暴饮暴食通常会伴随着清胃行为的话，那么只要你在暴饮暴食后能够坚持不实施清胃行为，就是成功地运用了帮助你战胜暴饮暴食的应对策略。

以下是一些人所采用的应对警句实例。但是请记住，务必要为自己量身定制对你和你的治疗而言有意义有帮助的应对警句。

- "贪一时暴饮暴食之欢会导致无尽恶果。"
- "长期来看暴饮暴食并非是有效的应对策略。"
- "暴饮暴食只会使我的暴食症更加恶化。"
- "仅仅需要一个小时这种冲动的感觉就会退去。"
- "催吐并不能解决任何问题。"
- "泻药并不能够使体重减轻。"
- "锻炼是我的进食障碍症的一部分。"
- "克制进食会导致暴饮暴食。"
- "屈服于冲动只能带来一时的缓解。"
- "康复会使我重获力量去追求学业/职业/家庭相关的梦想。"
- "食物就是我的药物。"
- "进食不会导致我的体重失控性地增加。"
- "机械化进食将帮助我进行治疗。"
- "我希望坚持这项实验并努力使自己康复。"

你认为对自己有效的应对警句有哪些呢？

- _____
- _____
- _____

高风险情况

对自己的高风险情况进行辨识是十分重要的。很多高风险情况对你而言可能很明显，然而也有些风险是你很难察觉到的。辨识高风险情况的一个好办法是按照冲动、症状，以及你开始体验任何冲动之前发生了什么来记录自己一天之中的经历。你可以使用第 2 章中提供的日记形式来帮助记录这类信息。

请尽可能准确地定位属于你的风险情况。一旦弄清了最常引发自己相关症状的时间、地点、事件以及人，你便可以通过以下两种方式中的一种来避免相关症状的发生：你可以尽可能地避免风险情境，或者你也可以准备好应对策略以帮助自己战胜由风险情境所引发的冲动。

如果可能的话，请从避免最可能引发症状的事项和诱因开始着手。请记住在你努力中断暴食症周期的时候，最好是不要让自己陷入各种困难境地，这样将对康复更有帮助。例如，如果每次你进食中式自助餐以后都会服用泻药清胃的话，那么请不要再去中式自助餐厅了。如果你和一位过分关注体重的朋友在一起进行交流之后都会发生暴饮暴食和呕吐症状的话，那么请暂时不要和那位朋友会面了。或者，如果逛服装店会导致你过度运动和服食减肥药的话，那么眼下请不要买衣服。当然，这并不意味着你永远不能吃中式自助餐，探望朋友，或者购买新衣服。这只是为了帮助你的饮食习惯恢复正常和战胜各种冲动所采取的权宜之计。一旦对于实现康复目标以及战胜各种冲动感觉更为自信了，你就可以不再刻意回避这些风险境况了。通过制订并严格遵守适当的计划，你可以逐渐地学会如何应对这些情境。

制订安全计划

我们明白，无论多么努力，有些存在着风险的情况是你所无法避免的。应对诸如食品采购之类的情况对于你来说将十分困难。当面对这种类型的情况时，针对潜在的冲动以及症状制订合适的计划刻不容缓。请参考以下例子。

每次当吉娜和母亲通完电话后，她都会在跑步机上运动几个小时。吉娜决定改变这种状况。母亲打电话过来的时间不固定，往往使她措手不及，因此吉娜选择在对自己而言较为方便和安全的时间主动打电话给母亲。例如，她会在即将要去某个别的地方之前给母亲打电话。她也对以往母女对话中会使自己郁闷烦恼的内容进行了剖析并在以后的通话过程中尽量避免该类话题。事实上，当母亲开始谈及女儿的外表或她还没有男朋友这类话题时，吉娜已经变得非常善于转变话题了。

食品采购

对于大多数正在与暴食症作斗争的人而言，食品采购是一件非常困难和极具风险的事情。在某种程度上，让一位正在和暴食症作斗争的人走进食品店就如同让一位戒酒者在酒类商店或吧台工作一样，都是存在风险性的。区别在于戒酒者可以选择不在与酒相关的场所工作，而你则不得不进行食品采购。相关目标是使你学会如何适当地进食，对于大多数人而言，这也包括食品采购。

以下是一些应对策略，它们可以帮助你将食物采购对治疗的影响最小化：

- 制订一份购物清单并严格遵守。
- 如果你有在食品店购买暴饮暴食食物的倾向，那么请只携带购买购物清单上的食物所需的金额并将信用卡留在家中。
- 如果每次食物采购之后你都会暴饮暴食的话，那么请每次只采购当天正常进食所需的食物。这种方法会造成不便，还会浪费时间并且增加相关成本，但是如果能够帮助你战胜暴饮暴食冲动的话，那么付出再多也是值得的。
- 在吃完正餐或零食之后去采购食物。永远不要在饥饿的时候去购买食品，因为那样的话你可能会购买比计划中多出许多的食物，这可能会为暴饮暴食创造条件。
- 尝试和一位支持你的朋友一起去采购食品。这位朋友最好是非节食者，他或她可以帮助你放松以及专注于购买事先计划好的食物。

制作风险情况层次架构

请将你认为存在着诱发暴食症症状风险的具体情况罗列出来。在每一种

第5章 应对策略

情况后面，请使用下面提及的 0 ~ 100 的等级来对其加以评估：

0 ————————————— 50 ————————————— 100

| 不会引起
不良冲动 | 对于引发暴食症
相关的症状存在中等风险 | 一定会引发
相关不良症状 |

存在风险的情况 　　　　　　　　　　　　　　　　　　　风险等级
　　　　　　　　　　　　　　　　　　　　　　　　　（0 ~ 100）

1. _____ 　 _____

2. _____ 　 _____

3. _____ 　 _____

4. _____ 　 _____

5. _____ 　 _____

6. _____ 　 _____

7. _____ 　 _____

8. _____ 　 _____

9. _____ 　 _____

10. _____ 　 _____

暴露练习

　　暴露练习的操作方法是刻意让我们处于自己所恐惧的情境之中。请按照评级由高到低的顺序将刚才所列的单子重新加以编排。这可以作为一个很好的开端，因为它可以帮助你弄清楚各种不同情况的具体风险程度。请使用下列表格来帮助自己以一种能够掌控和计划的方式来练习应对存在风险的情况。在你开始填写表格之前，请制作大量的副本以便满足日后之需。

　　随着对存在风险的各类情况的暴露练习过程的推进，你将会发现引发相关症状的风险等级在不断降低。一旦风险等级降至 20 或更低时，请继续攻克层级架构表中的其他情况。如此一来，你会逐渐达到层级表的顶端。通过这种练习过程，你将弄清楚哪些策略对自己有效并会帮助自己增加应对风险情境的信心。

风险情况计划表

记录你准备要应对的情况和冲动。请制作一份安全计划、一份后备安全计划，以及你将进行暴露练习的具体日期。在该项练习完成之后，重新回到本表，并记录相关结果。

具体情况是什么？ _____

_____

_____

可能会引发的冲动类型是？ _____

_____

具体安全计划：你将如何应对这种情况？你将采取何种策略？

_____

_____

_____

_____

后备安全计划：如果你的初始安全计划不能够开展的话，那么你将会选择哪项替代措施？

_____

_____

_____

_____

暴露练习日期： _____

结果：你的计划工作成效如何？你从这个过程中学到了什么？

_____

_____

_____

_____

为下一次工作的开展修改相关计划：基于你所进行的练习，为了下一次工作的开展，你需要对自己的安全计划进行哪些修改？

_____

_____

_____

_____

打破习惯

一些人说，当相关症状发生时，就像身处一团浓雾或是感觉眩晕一样。吉尔说当她暴饮暴食或是催吐时自己并非是完全清醒的："上一分钟我还在沙发上坐着为一场即将到来的考试而担忧，下一分钟我就发现自己已经在马桶边开始催吐了。"其他的人将这种症状描述为是习惯使然。一些人说他们已经不能够再感觉到冲动了，他们之所以进行暴饮暴食是因为周末到了，他们服用泻药是因为距离上次服用已经三天了，他们催吐是因为吃了比萨。在这些例子中，人们是不假思索机械地屈服于相关症状。

无论实际情况是怎样的，通常每一种症状都会涉及一系列需要作出决定的小步骤，这些决定都是在有意识的情况下故意做出的。例如，当吉尔屈服于自己的冲动进而暴饮暴食然后又进行催吐行为时，她的这些症状可以被分解成为一些更为具体的步骤：

1. 从沙发上站起来；
2. 查看是否有他人在家；
3. 走到厨房；
4. 打开橱柜；
5. 取出花生酱；
6. 打开罐子；
7. 打开面包箱；
8. 取出面包；
9. 打开抽屉；
10. 取出刀子；

11. 将花生酱涂抹在面包上；

12. 吃掉每一片涂有花生酱的面包；

13. 走进卫生间；

14. 俯首在马桶上；

15. 使用手指进行催吐；

16. 呕吐。

虽然很多暴饮暴食以及催吐行为包括的步骤远不止于此，但是此处我们只是想让你对这种情况有一个清晰的概念。

请记住，一种症状可以随时被中断。在任何一个小步骤中，你可以决定不再进行接下来症状相关的各种程序，并努力尝试使用一种替代性的途径或是注意力转移法。例如，吉尔可以决定关上橱柜门，转而和一位朋友联络，而不是像上述第四个步骤那样取出花生酱。或者她也可以在第十二个步骤时终止吃完所有的面包片转而出门去散步。她还可以决定在第十四步或第十五步时转身离开卫生间。

如果你刚经历了一次暴饮暴食，那么仍然可以中断暴饮暴食——清胃这一周期（cycle），并决定放弃催吐、服用泻药，或是过度运动等后续行为。冲动感并不一定会导致相关症状的发生。而一旦症状发生，也并不就意味着一定需要将整个症状过程完成。你可以在上述类型的事件链条的任何一环选择停止，转而去做一些其他的事情以便将自己的注意力从当前状态转移开来。请时刻保持清醒，不要不自觉地屈服于你的冲动或是浑浑噩噩地将整个症状相关过程继续下去。

意识追踪表

请回想一下自己最近的那次症状爆发情况，并将其细分成一些小的步骤。针对每一个步骤，为了使自己不再继续进行症状相关的系列事件，请写下一种你可以选择进行的替代性行为。

症状：＿＿＿＿＿＿＿＿＿＿＿＿＿＿＿＿＿＿＿＿＿＿＿

第 5 章　应对策略

症状相关事件的顺序   替代行为

第 1 步＿＿＿＿＿＿＿＿＿＿＿＿＿＿   或者＿＿＿＿＿＿＿＿＿＿＿＿

第 2 步＿＿＿＿＿＿＿＿＿＿＿＿＿＿   或者＿＿＿＿＿＿＿＿＿＿＿＿

第 3 步＿＿＿＿＿＿＿＿＿＿＿＿＿＿   或者＿＿＿＿＿＿＿＿＿＿＿＿

第 4 步＿＿＿＿＿＿＿＿＿＿＿＿＿＿   或者＿＿＿＿＿＿＿＿＿＿＿＿

第 5 步＿＿＿＿＿＿＿＿＿＿＿＿＿＿   或者＿＿＿＿＿＿＿＿＿＿＿＿

第 6 步＿＿＿＿＿＿＿＿＿＿＿＿＿＿   或者＿＿＿＿＿＿＿＿＿＿＿＿

第 7 步＿＿＿＿＿＿＿＿＿＿＿＿＿＿   或者＿＿＿＿＿＿＿＿＿＿＿＿

第 8 步＿＿＿＿＿＿＿＿＿＿＿＿＿＿   或者＿＿＿＿＿＿＿＿＿＿＿＿

第 9 步＿＿＿＿＿＿＿＿＿＿＿＿＿＿   或者＿＿＿＿＿＿＿＿＿＿＿＿

第 10 步＿＿＿＿＿＿＿＿＿＿＿＿＿   或者＿＿＿＿＿＿＿＿＿＿＿＿

第 11 步＿＿＿＿＿＿＿＿＿＿＿＿＿   或者＿＿＿＿＿＿＿＿＿＿＿＿

第 12 步＿＿＿＿＿＿＿＿＿＿＿＿＿   或者＿＿＿＿＿＿＿＿＿＿＿＿

第 13 步＿＿＿＿＿＿＿＿＿＿＿＿＿   或者＿＿＿＿＿＿＿＿＿＿＿＿

第 14 步＿＿＿＿＿＿＿＿＿＿＿＿＿   或者＿＿＿＿＿＿＿＿＿＿＿＿

第 15 步＿＿＿＿＿＿＿＿＿＿＿＿＿   或者＿＿＿＿＿＿＿＿＿＿＿＿

第 16 步＿＿＿＿＿＿＿＿＿＿＿＿＿   或者＿＿＿＿＿＿＿＿＿＿＿＿

第 17 步＿＿＿＿＿＿＿＿＿＿＿＿＿   或者＿＿＿＿＿＿＿＿＿＿＿＿

第 18 步＿＿＿＿＿＿＿＿＿＿＿＿＿   或者＿＿＿＿＿＿＿＿＿＿＿＿

确保自己置身于安全的环境之中

为了使你康复的可能性最大化，请将自己置身于相对安全的环境之中，该环境必须没有任何会引发节食或饮食失调冲动的事物，例如：

- 减肥产品；
- 适合暴饮暴食的食物；
- 泻药；
- 减肥药；
- 时尚和运动杂志；

- 运动器械或录像带；

- 健身会员卡（以健康原因请求将其暂停）；

- 卷尺；

- 浴室磅秤；

- 卡路里计算书籍；

- 量杯；

- 任何你用来帮助自己催吐的事物；

- 你用以提醒控制进食的自己"瘦"或"胖"时的照片；

- 对你而言过小的衣服。

　　最理想的情况是将你住所的相关事物制作一个清单，辨识每一种物品对自己进食障碍症所产生的影响，一旦发现某物品会诱发相关症状，请立即将该物品处理掉。然而，我们十分清楚，这并不是一件容易做到的事。

　　让我们以对于自己而言过小的衣服为例。通常在患有暴食症的人的衣柜中都能够找到不同尺寸的衣服。这反映出她们的体重因为节食或暴饮暴食而处于一种频繁波动的状态。你可能会对衣橱中小尺寸的衣物恋恋不舍，因为你希望自己的体重能够减轻到足以重新穿上它们的地步。或者你也可能会使用某件特定的衣服来作为衡量自己体重的标准。不管是上述情况中的哪一种，对你而言都是较为严肃的问题，因为它们很有可能会引发强烈的节食冲动并导致体重下降。

　　虽然最理想的情况是将这类衣服收集起来全部处理掉，但是我们都明白这不是一件容易做到的事情。如果你还没有准备好扔掉自己小尺寸的衣服，那么我们建议你将它们放置于自己视线所不能及的地方。如果你有足够的勇气来将这类衣服处理掉的话，那么我们建议你将它们送给某个你永远不会看到她们穿着这些衣服的人。设想一下看见自己的妹妹或是好朋友穿上你再也无法穿上的最喜欢的牛仔裤时自己的感受吧！如果你为衣橱中花费了金钱但是却不再合身的衣服感到惋惜的话，那么你可以试着将它们卖给寄售商店。无论如何，将这类衣服留在身边折磨自己绝非明智之举。

　　我们也知道，将不再合身的较小尺寸的衣服收集起来并进行处理可能会

第5章 应对策略

导致和你体形相关的消极想法的产生，并且有可能引发暴饮暴食、催吐、运动、节食，或是服用泻药之类的冲动。所以在处理衣物的过程中，请避免试穿明知已经不再合身的衣服，并请一位支持你的朋友或家庭成员帮助你一起处理相关事项。

为了帮助你从暴食症的阴影之中逐渐走出来，你需要合身并且舒服的衣服。你可以购买一些新的合体的衣物，但是请务必记住，购买衣服的过程可能会存在引发症状的风险，所以你需要尽量合理地安排所有的购物之旅。

你也有可能想要处理掉浴室磅秤以求使自己所处的环境更为安全。磅秤所测得的数据可能并不可信。一项研究表明，有的磅秤因测量不准确，会导致慢性节食者相信自己体重增加了五磅（事实上他们的体重并未增加）。一旦节食者们相信自己的体重增加了，他们就会觉得更加沮丧和焦虑，自我感觉也会变得更为糟糕。在这种情况之下，和体重未发生变化之前相比，他们会进食更多食物（McFarlane，Polivy，Herman，1998）。

为了使你所处的环境更安全，你也可以对自己日常活动作出一些调整。如果你习惯于在餐后催吐的话，那么请在进餐之前使用洗手间而在进餐之后远离洗手间。如果你习惯于在回家路上购买泻药的话，那么请选择一条途中没有药店的新路径回家。如果你频繁地去购物，并将这种旅程转化成了暴走或是当作燃烧卡路里的任务来看待的话，那么下次购物时请选择使用公共交通工具或是搭乘便车。请找出时间盘点一下你所处的环境以及日常行为，并思考为了使身处的环境变得尽可能的安全，自己应该采取哪些措施。请填写下面的表格，尽力最大化自己的康复机会。

环境盘点工作表

你所处的环境之中有些物件是和你的进食障碍症以及节食行为相关的，它们会使你所处的环境变得不再安全，或是易于引发你的相关症状。请找出这类物件并妥善加以处理。

_____

_____

_____

_____

_____

哪些日常行为会影响你的康复？

_____

_____

_____

你可以采取哪些措施来帮助自己调整周围环境以及日常行为以使其有利于康复？请每周回顾、审视自己的盘点表并决定你将进一步采取哪些措施。

_____

_____

_____

_____

限制不利于康复的行为

在治疗过程之中，存在一定程度的症状发生是难以避免的，但是你必须对引发症状的相关条件进行限制。你的目的是使屈服于冲动变得比压制冲动更为麻烦，一旦感觉到与屈服于冲动需要付出的努力相比较而言，避免症状显得更为简单的话，你就不会选择向冲动屈服了。这就是很多吸烟者会戒烟的原因所在。由于与吸烟有关的规定变得越来越严格，在很多地区，无论天气情况如何，很多吸烟者只能够在室外吸烟。对于一些人而言，这种不便和不舒服感足以使他们戒掉香烟。显而易见的是，当对不利于自己康复的行为实行限制的时候，你需要付出极大的努力。例如，只允许自己在车库进行暴饮暴食行为、只允许自己暴饮暴食某一种特定的食物、只允许自己在地下室洗手间内进行催吐行为、只允许自己在 1 小时车程之外的药店内购买泻药，或是只允许自己参加早上五点开始的那个锻炼班。

正　念

正念与其说是一种策略，倒不如说是一种哲学，它是一种处于当前时刻下的冥想。正念是以一种特定的方式来集中注意力，即有意识地觉察、活在当下及不作判断（Kabat-Zinn，1994）。这包括放弃对于过去或未来的执念。我们所需要做的是平静地接纳和观察自己的想法，不要太过纠结或对之进行评判。正念现如今被广泛用于包括减压、疼痛情况应对以及慢性病在内的治疗（Kabat-Zinn，1990）；它还被用于防止抑郁症的复发（Segal，Williams，Tasdale，2002）。一些人将正念描述为一种可以用于控制自己大脑的方法，使用这种方法可以帮助你摆脱一些执念的控制。正是由于这个原因，它可能会对缓解你的症状有所帮助。

请尝试以下有关正念的练习。该练习是基于 Jon Kabat-Zinn（1990）的相关研究的。它做起来要比看起来难度更大，对此请有心理准备，并且有时候，正念练习会让人产生很大的压力。

1. 确保自己所穿着的衣物舒适合体。

2. 找一处你认为舒服的地方，并且确保在五分钟之内不会有人打扰你。

3. 坐下或躺下。

4. 如果觉得舒服的话，可以闭上眼睛。

5. 请将注意力集中到你的呼吸上。注意呼吸时的感受、吸气和呼气时身体的变化以及通过你鼻孔和嘴巴的空气流动。还要注意自己吸气或呼气时膈肌的上升或扩张。

6. 当你持续呼气和吸气时，请关注此时此刻所发生的。请不断地呼吸，不断地重复吸气和呼气这一过程。

7. 在练习过程中你肯定无法自始至终将注意力完全集中在呼气和吸气上。每次当你注意到自己思想无法集中的时候，可以承认其他想法的存在，但是请立刻忘掉所思所想，并将自己的注意力转回至呼吸练习上来。

8. 观察自己的所思所想，但不要评判或是纠结于你的想法。

9. 每次当你的思想无法集中的时候，可以承认其他想法的存在，但是请立刻忘掉所思所想，并将自己的注意力转回至呼吸练习上来。

请将这种练习持续五分钟或十分钟。练习完成之后，请在日记中记录相关过程细节，包括你的思想历程和感受以及你所遇到的任何困难。

在为期一周的时间内，请每天坚持进行一次这种练习。

上述方法会帮助你练习进入一种存在状态而非行为状态，它会极大地影响你对自己、他人以及周围世界的看法。如果你经常进行此类练习，那么将来就可以把它们应用到日常生活中去。当你的头脑杂念丛生时，当你注意到自己的焦虑程度有所上升时，或者当引发症状的冲动变得很强烈时，你都可以提醒自己进行正念练习。请注意自己的呼吸状态并使自己的注意力集中于当前这一特定时刻。承认并观察练习过程中所产生的各种想法，但是不要评判它们或使自己陷入纠结状态。仅仅因为你想到了某事，并不就意味着它一定是正确的。

你也可以通过专心致志地进行日常活动来进行此类练习。例如，你可以专心开车、清洁房间，或是与家人互动。请留心当时所发生的任何情况，并观察然后弃置任何其他的想法。正念练习可以使你保持头脑清醒，减轻自身压力，甚至会帮助你控制相关症状。如果你对这种练习方式感兴趣，并希望能够有进一步的了解的话，我们建议你阅读由 Jon Kabat-Zinn 所著的《完完全全——生活大灾难》（*Full Catastrophe Living*）一书。在该书中作者建议每天进行 45 分钟的冥想练习以及其他类型的练习，例如瑜伽和行禅。

做好防守准备工作

克制向各种症状屈服的冲动并使用应对策略是康复治疗的关键一步。如果你感觉这项工作进行得非常艰难，那么请无须焦虑，因为这是正常的，应对策略的使用并不是一个简单的过程。

请记住，克制暴饮暴食的冲动时，你需要做的第一步就是遵循一个营养均衡的进餐计划，并避免心理或生理上产生食物被剥夺感。请使用本书第 4 章中所提供的策略来避免过度控制自己饮食的冲动（例如，机械进食法以及

第5章 应对策略

将食物当作药物法）。如果使用策略后暴饮暴食的冲动依然存在的话，那么你也不必感到讶异，因为很多人会面临引发暴饮暴食冲动的多种风险性境况，饥饿或是食物被剥夺感只是其中的一个方面而已。这就是为什么你需要采取各种策略来帮助自己战胜暴饮暴食的冲动以及其他相关症状的原因。你可以尝试多种策略，直至找到最适合自己的方式。最好是能够准备一连串的策略，以便你在治疗过程中的各个困难时刻能够分别加以采用。

第6章　转变进食障碍的观念

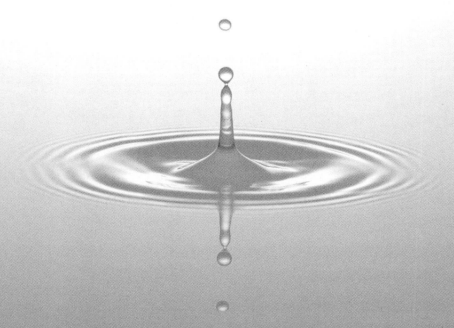

前面我们已经讨论了应对进食障碍冲动的一些策略。本章我们将着重关注你对自己的想法。通过关注自己与进食障碍相关的想法以及学习如何改变自己的思考模式，你可以学会使用一种强有力的方式来改变自己的相关感觉。

思维偏差

　　现实是主观的。例如，如果一场车祸有五位目击者，那么这五位目击者对所发生的事情将会持有五种不同的观点。旁观者对于事实的观点通常会有所偏差，这是因为他们所关注的细节各有不同，继而在头脑中对所接受的事实的处理方法也不相同，并且他们的观点还会受到自身经验、价值以及信仰的影响。

　　通常，人们对于事物的看法存在一定程度的认知偏差是正常的。然而，当你对于周围世界的看法变得极端扭曲，或对所存在的偏差顽固不化且不懂变通时，你就会在经历情绪困扰时变得极为脆弱（Beck，1976）。虽然你不能够改变生活所带来的种种，但是可以选择针对某一特定情况的具体应对之道以及态度（Ellis，1962）。情绪困扰是由所存在的偏差或是不正常的思考形式所导致的，你可以通过改变自己的想法来改变自己的感觉，这些观点形成了认知治疗的指导性原则。认知治疗这种方法最初是由 Aaron T. Beck 在20世纪60年代早期（Beck，1964）开发并用于治疗抑郁症的；后来，它被广泛应用于包括进食障碍症在内的心理问题的治疗（Fairburn，Marcus，Wilson，1993）。本章所列的策略是基于这一领域的一些先驱者们的研究成果，包括 Aaron Beck（1976），Judith Beck（1995），David Burns（1999），以及 Dennis Greenberger 和 Christine Padesky（1995）。

进食障碍思想

　　我们使用"进食障碍思想"这一术语来描述与进食障碍症相关的认知偏

差。进食障碍相关的想法包括在某种程度上被与体重、体形、外表以及不健康的饮食习惯有关的主题所操控的患者所持有的态度、信仰、解释、预测、观念，或行为规则。与此形成对照的是，对非进食障碍者而言，体重、体形、外貌，以及饮食习惯这类因素并不会对他们的思想产生重大影响，这类人群通常会以更平衡、更现实的观点来看待上述因素。

请参看以下案例。珍妮是一位 26 岁的女性，她正在向自己的治疗师讲述一周经历。当他们一起检查一周的饮食情况时，珍妮说："我吃了一块蛋糕就觉得自己长了五十磅！我感觉糟糕透顶并且无法控制自己，最终还是将所进食的蛋糕用催吐的方式排出了体外。"珍妮还对治疗师说道，"我决定每天只吃一餐。这样的话我会觉得一切都在自己的掌控之中从而获得较为良好的感觉。"珍妮之所以下决心每天只进餐一次是源于之前发生的一件事情。那天珍妮和男朋友一起去酒吧，当时酒吧里正在播放着音乐。珍妮发现酒吧中有很多外表迷人的女性，她开始担心自己的男朋友会移情别恋，爱上别的更有趣、更迷人的女孩。这种担忧催生了珍妮的以下想法："我觉得自己太胖了，令人厌恶。我开始担心他会转而喜欢上比我苗条的女孩。我不得不采取一些措施。我需要减掉一些重量。"

你可以通过阅读珍妮的相关思想历程，并与真实情况进行对比，检验这类想法是否存在偏差。

导致珍妮进食障碍的想法	现实的观点
我吃了一块蛋糕，马上觉得自己的体重增加了五十磅！	人不可能因为进食一块蛋糕而增重五十磅。不能仅仅以自己的主观感觉来作为判断某种想法正确与否的标准。
我感觉糟糕透顶并且无法控制自己，不得不使用催吐的方式来清胃。	如果所制订的饮食规则太过严苛，那么一旦你稍有违反，便会觉得失去了控制。不能仅仅因为违反了一次规定就认定自己是个毫无自控能力的人。不能仅仅因为进食了一块蛋糕就断定如果自己不使用催吐的方式进行清胃的话，体重就一定会增加。

导致珍妮进食障碍的想法	现实的观点
我将每天仅进食一次。这样的话，我会觉得一切都在掌控之中，从而获得良好的自我感觉。	每天只吃一餐并非是健康、正常的饮食计划。这是为了获得掌控感而采取的一种不健康的策略。你可以采取其他更健康的策略来帮助自己获得更为良好的感觉。每天只吃一餐会为你随后的暴饮暴食埋下导火索。
我感觉自己又胖又令人厌恶。我担心男朋友会转而爱上一个比我身材更苗条的姑娘。	你感觉胖并不意味着你就真的很胖。你感觉自己令人厌恶并不意味着别人就真的会厌恶你。看到男朋友注意有吸引力的女性就觉得自己很胖、不堪入目，这表明你对两人之间的关系缺乏安全感，并非是你自身真的存在什么问题。
我担心他会爱上别的更苗条的女孩。	仅仅因为你在意体形以及外貌并不意味着你的男朋友也一定在意这些方面。他可能只是在欣赏酒吧里的音乐而非将你和酒吧中的其他女孩进行比较。
我必须要采取一些措施。我需要减掉一些体重。	如果真正的问题在于你对两人之间的关系缺乏安全感的话，那么以减肥来修复你们之间的关系好像并非适当之选。你的体重和你们之间的现状有什么关系呢？

常见的思想偏差

下列思想偏差通常存在于患有暴食症的人群中。我们为你列出了可能存在的不同类别的思想偏差。你可能会发现自己的想法偏差与多个类别相吻合。

情绪方面的原因

情绪方面的原因是指如果你感觉某件事是正确的，那么就会认为它一定是正确的（Burn，1999）。例如，一天，珍妮弗起床后觉得情绪很低落。她想："我是一个一无是处的人。"这种想法导致她自我感觉更为糟糕，并且还促使她采取不健康的应对策略来使自己感觉好起来。她决定那天只进食分量很少的一餐，并且取消了自己的外出计划。当我们在治疗中审视这一事件经过时，需要着重关注她当时所持有的想法，即"我是一个一无是处的人"。

我们请珍妮弗收集一些证据来证明她自己一无是处，然而她却无法找到该类证据。然后我们又让珍妮弗列举一些事实来证明自己是一个有用的人，她很快就找到了很多重要的证据，包括"我工作很出色""我所教的学生喜欢我""我的男朋友告诉我他很欣赏我""我的父母经常说我做得太多，这意味着我并非一无是处"。

正如珍妮弗一样，你可以开始练习仔细辨识自己的各种思想，并基于事实来对这些想法加以考虑分析，假以时日，你将发现自己不会再轻易产生偏差性想法了。

思维天平

对于患有暴食症的人而言，天平上显示的数字可以决定你的自我价值感。如果我依照自己的高度或是鞋子的尺寸来衡量自我价值的话，你可能会觉得很荒唐。但是在现实生活中，虽然你也许永远都不会使用这类标准去衡量别人，却有可能一直在使用这类标准来衡量自己。

相信通过改变自己的体形或体重就可以改变内心感受是一种非常强大的信念偏差。这类说辞也经常被那些为了销售自己减肥产品的公司采用。请在脑海中回想当下一种流行的减肥产品或是方法。你可能见过减肥公司使用的一些人减肥前和减肥后的对比照片。减肥前的照片中，主人公通常看上去就像刚刚经历了痛苦的一天或是刚刚睡醒。她穿着邋遢，神情疲倦，并且似乎不太注重个人卫生。而减肥后的照片中，主人公看起来像是刚刚做过美容一般，精神抖擞。她显得干练职业，着装正式，眼睛炯炯有神，整个人神采焕发。她的身边通常有一辆豪华轿车或是一群魅力四射的男性。这类照片所传达的信息就是：如果你减肥的话，生活将会发生翻天覆地的变化，你将拥有迷人的外表、豪华轿车、优秀的伴侣，以及成功。最重要的是，你的幸福感将会大大增强。而事实是：你不需要减肥也可以获得上面所提到的一切美好的事物，因为这两者之间并无多大关联。

你可能曾经有过这种想法："如果我减掉五磅的话，事情将会大为不同。"这是一种常见的进食障碍症所导致的思维。当你真的减掉五磅后，就会发现除了减掉的这五磅体重之外，在自己身上以及周围并未发生什么其他的真正变化，你会发现减掉体重并不能带来预想之中的解决问题之道。然后你就会想"要是我能够再减掉一些体重就好了"。如果不采取有效的应对措施，这类充满魔力的思维方式就会不断地继续下去。

社会比较

患有进食障碍症的人通常喜欢进行社会比较，即在不同的方面将自己和他人进行比较，包括体重、体形、外表等。由于你在此类比较之中总是不占优势，所以这种策略存在很大问题。如果每进行一次比较，你都得出结论，觉得别人更苗条、更漂亮、更有自制力，并且更成功的话，那么你的自我感觉肯定会变得更糟糕。这也是一种认知偏差。你用于对比的目标注定会使自己感觉抑郁，你选择性地放大他人的优点，但是同时却只注意自己的缺点。

通常当人们在某方面对自己存在不确定感时，就喜欢进行社会比较，因为他们想通过与别人的比较来反观自己。应对社会比较的一种策略是将你自己当作是独立的个体来看待。你的存在是有意义的，可以自己掌控。你无须将自己和他人进行比较，别人外表怎样、体重多少，或者正在做些什么对你而言真的无关紧要。

感觉自己很胖

"我觉得自己很胖"，这是进食障碍症患者中普遍存在的一种想法。为什么我们这里将它当作一种存在偏差的想法特别提出来呢？而"我觉得自己很胖"又是什么意思呢？"胖"并非一种感觉。"我觉得自己很胖"这种表述其实是遮盖各种真实感和痛苦感的一种面具，例如：沮丧、绝望、自厌、失望、无能、挫败，以及卑微。用"我觉得自己很胖"这种说辞来转移对上述痛苦情感的注意力，比起直面自己的真实感觉要简单得多。而且，如果感觉自己很胖，你至少知道怎样做才能使自己感觉好一些，那就是限制饮食；但是如果你觉得沮丧、绝望、自厌或是无能的话，那么想要消除这类消极感觉就会面临重重困难，有可能你会觉得无从下手。所以感觉自己肥胖其实折射了一种情绪状态；它并非是对于你体重实情的客观性反映。

请参考以下例子：

简一觉醒来感觉非常棒。她对于即将开始的一天充满期待。穿衣服之前，她踏上了磅秤。突然，她的想法变得截然不同了，因为磅秤上显示的数字使她感觉自己很胖，美好的一天就这样被破坏了。

结束了一个快乐的工作日后，芭芭拉非常期待晚上和朋友一起去看一场电影。当她回到家后，收到朋友发来的简讯，说他临时有事而不得不取消这次约会。芭芭拉当时觉得很生气，然后就想到是因为自己太胖了所以才找不到一位可靠的朋友。她想象着自己的朋友爽约是因为约了一位更迷人的女孩一同去了电影院。

凯特和一位非常苗条的女朋友一起去购物。当她们逛店的时候，那位朋友不断地试穿各种衣服。而与此形成对比的是，凯特很难找到合体的衣服。在这次经历之后，凯特觉得自己更加肥胖了。

这些故事显示每一天中，人们通常开始感觉不错，直至某些因素诱导他们对于自我产生消极感。这种消极感几乎会立刻就转化成与肥胖相关的思维。当然，她们的实际体形并不可能在瞬间之内发生变化，因此此类思维就存在着偏差。真正在瞬间之内改变的是她们对于自己的感觉。

极端思维

极端思维，或者说是极端想法，是一种常见的思维偏差（Burns，1999）。对于患有进食障碍症的人来说，极端性思维通常会以以下形式出现：食物要么好要么坏，如果一个人不是好人的话，那么他就一定是坏人；人只能以胖或者瘦来加以区分，如果你不坚持自己的节食计划的话，那么你就彻底失控了。应对极端思维的一种策略是尝试从一种更具平衡性的角度来考虑事物。

例如，拉瑞莎已经有三周没有爆发相关症状了。这段时间之内，她既没有暴饮暴食也没有清胃，并且严格遵循了饮食计划。对于自己的康复，拉瑞莎信心满满。一天晚上，她计划外出，换衣服时她发现想穿的那件外套太紧了，于是她就想，"我还是太胖了，我需要开始节制我的饮食"。第二天，她一整天没有进食。到了傍晚时分，她不得不与暴饮暴食的冲动作斗争。最终，她屈服了。她进食了大量的食物，然后以催吐的方式将它们排出体外。拉瑞莎对于其外套不合身这一事件产生的极端化想法导致了她症状的爆发。

对于这种情形，你能够作出更现实或更具平衡性的解释吗？一个非进食障碍症患者在这种情况下会怎么做？

以下列举了一些可能性：

- "我并不是太胖。体重有所波动在康复过程中是一种正常的现象，这是积极的一步。"
- "看起来我应该去买一件新外套了。"
- "虽然我有冲动去限制自己的饮食，但是那仅仅是进食障碍症所造成的。我会坚持住，静待这种冲动逐渐消退。"

严苛的自我评判

患有进食障碍症的人通常会对自己很严苛。你内心深处的声音通常是消极的："你胖得令人厌恶"；"你没有自制力"；"你又丑又失败"；"你需要打起精神来"；"你很愚蠢"；"你一事无成"；"你一点都不可爱"。当然，你永远都不会对自己所爱的人讲这种话。然而出于某种原因，你会对自己讲这种话。严苛的自我评判是一种扭曲，因为它总是消极的，并且所陈述的内容也都是不真实的。严苛的自我评判会导致你更加贬低自己的个人价值，并且会使你更加注重于通过改变你的体重和体形来获得良好的自我感觉。

辨识问题性思想

你总是在思考，无论你自己是否意识到这一点。具体情况、其他的想法、感觉，以及行为等诱因会引发某种特定的想法。对于每一个诱因，你会有一个回应性的思考过程或阐释。转变思维模式的第一步就是意识到想法的存在，特别是与包括羞耻感、罪恶感、悲伤感、生气感、抑郁感，以及无能感在内的各种消极情绪相关的问题性想法的存在。当你感觉到引发进食障碍症状的冲动时，问题性的想法就产生了。有时你会察觉到消极情绪或引发进食障碍症状的冲动的滋生，那么此时就是一个好时机，你可以利用这个时机来进行内省，审视自己脑海中所浮现的想法。请使用以下的工作表来监控与进食障碍相关的想法。首先请看所举出的例子。

思想监控表			
感觉和冲动等级 (0 ~ 100)	情境/诱因	思 想	偏差失真
罪恶感(80) 失去控制(70)	在一个生日聚会上进食了一块巧克力蛋糕。	我不应该吃那块蛋糕。 我是一头猪。	采用极端的方式进行思考 严苛的自我评判/感情用事
一无是处(90) 抑郁(90) 暴饮暴食冲动(90)	因为男朋友说不能够在周末开车来看我而和他大吵一架。	他不来看我是因为他不再爱我了。 我觉得自己很胖而且缺乏魅力。 他会投入别人的怀抱。 我可能还是暴饮暴食比较好。	采用极端的方式进行思考 感觉自己很胖 感情用事 采用极端的方式进行思考
肥胖 = 令人厌恶(60)； 无能(80)； 崩溃(90)； 挫败感(60)； 压抑(40)； 不舒服感(90)； 想要限制饮食的冲动(95)	和男朋友一起去参加一次聚会，在聚会上碰到了他的前女友。她十分苗条漂亮，正在上医科学校。他们之间进行了较长时间的交谈。	她比我要苗条、漂亮得多。 我感觉自己很胖很丑。 我是一个失败者。 我想离开这里。 我希望我们没有遇见她。 我没有达到标准体重。 我需要减轻体重。	社会比较 感觉自己很胖/感情用事 严苛的自我评判 采用极端的方式进行思考 感情用事/社会比较 磅秤读数支配思考

思想监控表

在接下来的一周内,如果你注意到自己的感觉向着消极的方向发展,或产生了屈服于进食障碍症状的冲动的话,请使用本表对自己的思想进行监控。请使用0(不存在)至100(最极端)的评价方法来记录你的感觉变化历程以及每一种感觉的强度。你还需要记录促使这些感情产生的情境或诱因。最后请记录当时你脑海中所浮现的各种想法。请对自己的想法进行审视以便找出偏差所在并将它们记录下来。请尽可能地找出每一种想法的偏差。

感觉和冲动等级 (0~100)	情境/诱因	思　想	偏差失真

思想监控回顾

对自己的思想进行为期一周的监控之后,请找出你的感觉和想法之间的联系,以及具体情境或诱因。有普遍存在的诱因或情境吗?

_____

_____

_____

_____

是否存在反复出现的思想偏差?

_____

_____

_____

如果你无法辨识自己的思想或是思想偏差,请继续监控一周。当你对于各种具体情形和自己的想法以及情感之间的联系有了更为清晰的理解之后,区别问题性想法和想法偏差就不再是一项不可能完成的任务了。

现在，在意识到问题性想法、感觉，以及情境或诱因之间存在着一定的关联之后，你可以对自己的问题性想法和失真性想法进行辨识了。接下来的步骤：转移存在问题的想法。此处的目标是：拓宽你的视角以便获取更具平衡性或更真实的观点。这种转移想法技巧的运用并不会在短时间内收到明显成效，但是假以时日，你将会发现自己不再像往常一样，对于种种诱因毫无抵抗的能力了。你也会注意到，对于如何应对一种情形，自己已经有了更强的掌控能力。请使用"转移问题性想法工作表"来练习应对与进食障碍相关的想法。请将此表制作一些副本，以便当你察觉到自己有情绪波动或不健康的饮食冲动时能够使用。我们也为你提供了一些作为参考的例子。

注意：如果面对特定情形，你不能够找到替代的思维方式（"真实观点"），那么请询问自己以下问题：

● 一个没有进食障碍症困扰的人会如何应对这种情形？

● 可不可以使用其他的方式来对这一情形进行阐释？

● 这些想法和我人生的价值以及目标是否吻合？作为一个人来讲，什么才是对我最重要的？

● 这种思考方式有用吗？

● 这种思维方式对我及我的生活有着怎样的影响？

转移问题性想法的例子					
感觉和冲动等级(0~100)	情境/诱因	问题性思想	真实情况	重新评估感觉(0~100)	结 果
罪恶感(80)失控(70)	在一个生日聚会上进食了一大块巧克力蛋糕。	我不应当吃那块蛋糕。我是一头猪。	在聚会上进食一块蛋糕很正常。这并未违反我的饮食计划，因为它是正常的甜点。也许分量有点多了，但是并非不可接受。我不会称自己的朋友为猪，所以我也不应该将自己比作猪。我的感觉并不一定就代表了事实。这实际上是涉及了更深层次的问题(不是一块蛋糕的问题)：我的自我感觉不佳。	罪恶感(20)失控感(30)	能够参与正常的社交活动,并且能够享受这一过程。而不是像过去一样,早早离开聚会!

转移问题性想法的例子					
感觉和冲动等级(0~100)	情境/诱因	问题性思想	真实情况	重新评估感觉(0~100)	结　果
无用感(90)抑郁感(90)失望感(90)暴饮暴食冲动(95)	因为男朋友说不能够在周末开车来看我而和他大吵一架。	他不来看我是因为他不再爱我了。我觉得自己很胖而且缺乏魅力。他会投入别人的怀抱。我可能还是暴饮暴食比较好。	对于男友周末不能来看我的原因还可以有很多更为合理的解释(他要准备一场重要考试)。他周末不来看我并不代表他不爱我。事实上有很多例子证明他是爱我的。我只是对我们两人之间的关系持有一点不安全感，正是如此才使我感觉糟糕。显然，在他眼中我是有魅力的，否则他也不会和我约会了。异地恋本来就压力重重。对于不能马上见到他觉得失望是很正常的。暴饮暴食只是一种暂时的解决之道。如果我屈服了，那么在随后的治疗过程中我会感觉更糟糕。	一无是处(20)抑郁(50)失望(90)暴饮暴食冲动(60)	为周末重新制订一个计划。我会召集一些女朋友一起做些有趣的事情。
肥胖＝令人厌恶(60)；无能(80)；崩溃(90)；挫败感(60)；压抑(40)；不舒服感(90)；想要限制饮食的冲动(95)	和男朋友一起去参加一次聚会,在聚会上碰到了他的前女友。她十分苗条漂亮,正在上医科学校。他们之间进行了较长时间的交谈。	她比我苗条、漂亮得多。我感觉自己很胖很丑。我是一个失败者。我想离开这里。我希望我们没有遇见她。我没有达到标准体重。我需要减轻体重。	她外貌如何或她做些什么并不重要。我是一个独立存在的个体,有我自己的长处。肥胖并非一种感觉。我觉得自己很糟糕并且对我们之间的关系抱有不确定感。这和我的长相无关。我感觉自己长得丑并不意味着我就真的很丑。即使此刻我认为自己是个失败者,但是我并非真的就是一个失败者。我不会称自己的朋友为失败者,所以我也不应该这样来评价自己。我只是对自己过于严苛了。我到底在衡量什么?我甚至不确定自己用于比较的标准是否正确,事实上它是不现实的。我仍然希望我们没有遇见她。在这种情形下觉得不舒服是很正常的反应。因此我有不舒服的感觉也是可以接受的。减轻体重并不能真正改变我内心的感觉。	肥胖＝令人厌恶(20)；无能(30)；崩溃(40)；挫败感(40)；压抑(10)；不舒服感(75)；想要限制饮食的冲动(95)	礼貌地结束与他们的谈话,转而同别的熟人进行交流。将对她的注意力转移到其他人身上。

第6章　转变进食障碍的观念

转移问题性想法追踪表

在接下来的一周内,如果你注意到自己的感觉正向着消极的方向发展,或产生了向进食障碍症状屈服的冲动的话,请使用本表对自己的思想进行监控。请使用0(不存在)至100(最极端)的评价方法来记录你的感觉变化历程以及每一种感觉的强度。你还需要记录促使这些感觉产生的情境或诱因。最后请记录当时你脑海中所浮现的各种想法。请对自己的想法进行审视以便找出偏差所在,并找到应对这些偏差以及不健康饮食想法的策略。上述工作完成后,请重新评估你的感觉(0至100)并记录自己应对该情境或是诱因的结果。

感觉和冲动等级(0~100)	情境/诱因	问题性思想	真实情况 (一个没有患有进食障碍症的人会如何看待这种情境?是否可以使用其他的方式来解释这种情境?如果有朋友面临这种情况我会对她说什么?这些想法是否符合我的人生价值观和目标?作为一个人,什么对我才是最重要的?这番思考有什么用途?这种思维方式对我有什么影响?)	重新评估感觉(0~100)	结　果

转移问题性思想的回顾

当你进行为期一周的转移问题性思维应对练习之后,是否有些应对性想法对你而言尤为有效(例如,"我是独立的个体","我的感觉并不一定代表事情的真相","肥胖并非一种感觉","有这类感觉是正常的","我是一个有存在价值的人"）？

_____

_____

_____

你是否意识到自己的情绪转变依赖于头脑中的所思所想？

_____

_____

_____

疑难排解

首次开始尝试应对问题性思想时，可能你会发现这对自己的情绪转变并不能够起到立竿见影的效果。这是因为你还不相信自己所选择的替代性观点。随着练习过程的推进，你将会渐渐发现这并没有想象中那么困难，并且还会对自己不健康的饮食思想所存在的偏差以及失真状况有更明确的了解。当这些改变发生时，你会逐渐开始感觉好起来，并且对自己的症状能够进行更好的掌控。

继续坚持练习，终有一天无须本表格的帮助你就可以成功地转移自己的想法。到那时，你或许更倾向于在自己的头脑中进行这项练习。另一方面，如果写下来会感觉好一些的话，那么就将具体情况记录下来吧，毕竟，关键是选择最适合自己的方法。

第 7 章 改进对于自己外形的感觉

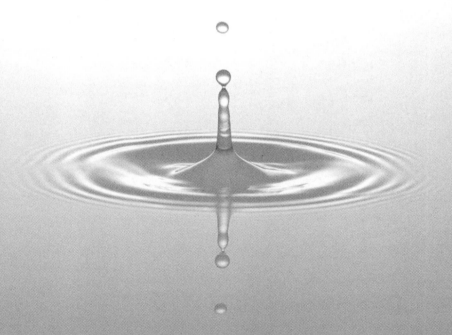

▼
▼
▼
▼

在治疗初期，当你努力使自己的饮食习惯恢复正常，并应对体重失控的担忧时，对于自己的身体感觉更为糟糕是很正常的。摆脱进食障碍所带来的种种困扰并塑造体形是一项长期的工作。在本章中我们的目标是帮助你：

1. 思考体形在你的生活中所扮演的更深层次的角色。

2. 学习接受不理想体形的存在，而不是屈服于进食障碍症所导致的相关冲动。

3. 开始以一种崭新和健康的方式来看待自己的体形，学习从外表以外的角度来欣赏自己。

在我们所处的社会中，有很多人或多或少都对自己的体形表示不满意。一项研究发现年龄在 11 ～ 12 岁的女孩中有 79% 都想变得更加苗条（Maloney，et al. 1989）。还有研究表明很大一部分男孩也希望自己能够变得更加瘦削（Ricciardelli，McCabe，2001）。这类数据告诉我们，对自己的体形存在不满是很普遍的现象。

了解你的身体意向

媒体的种种宣传加剧了人们对于自身体形的不满；各类媒体所吹捧的是一种无法企及而且不真实的美丽标准。按照这种标准，对于女性而言，理想状况是体形非常瘦削，而现实生活中只有百分之二到百分之三的女性符合这一标准（加拿大统计局，2001）；对于男性而言，理想状况是有着最低限度的脂肪，肌肉发达的雕塑般身材。这些媒体形象使得现实生活中的人们无法作出正确判断，从而导致对于自身体形的失望和不满。

很多人虽然对自己的体形不满但是却并不会因此而影响正常生活，体形不理想这一问题并不会给他们的生活带来重大影响。而对于一些患有进食障碍症的人而言，情形就完全不同了。对于自己体形的不满占据了他们生活的主要方面，使得他们没有心思培养兴趣爱好以及专注于各种社会活动。为什么体形对于一部分人而言有着更为重大的影响呢？主要原因是每个人的自尊感不同。如果整体上来讲，你对自己感觉很好，那么就不会太过纠结有关形体的消极想法，因为在你看来，体形并不能够决定自己是一个怎样的人。

当自我感觉糟糕，或者感觉自己能力有限时，你可能会将这些消极情绪转移到对自己身体的关注之上。身体成为情绪宣泄的目标是由许多原因造成的。有时候直面自己的真实感受以及不安情绪是一件十分痛苦的事情，而将问题归罪于自己的身体则显得相对较为容易。将注意力集中到体形状况上可能会帮助你分散对于尚未找到明确解决办法的其他更重大问题的关注。对身体感觉不满更容易为人所接受，因为这个问题有明确的解决之道：改变体形。我们十分肯定的是：对于体形的不满以及由此而生的减肥想法并非仅仅是由身体状况造成的。通常，还存在其他的诱因（Jasper，1993）。

萨维塔的故事

萨维塔在一个不稳定的家庭环境中长大。当她还是婴儿时，母亲死于癌症，她的父亲不得不独自抚养她和她的弟弟。她五岁时，父亲再婚，但是这场婚姻在她 13 岁时便结束了。大约就是在此时，萨维塔开始憎恨自己的身体，觉得自己太胖了。过于严苛的节食导致了暴饮暴食、催吐，以及过度运动，她和暴食症的斗争由此开始。

对于萨维塔而言，一系列因素导致了她对自己体形的不满。家庭环境所带来的巨大压力使她认为自己应当为父亲不幸的婚姻负一定的责任。随着萨维塔的逐渐长大，由于失去了母亲的关怀，她经常觉得缺乏安全感并且担心会失去自己的父亲。萨维塔曾经一度将继母当作自己的母亲，因此，当继母和父亲离婚后，她觉得备受打击，这也加剧了她的不安全感。谈及自己的感觉时，萨维塔说她很"绝望"。关注自己的体形和进行减肥活动使她觉得自己并非一无是处，至少还能够掌控生命中的一些东西。直面由父母离婚所带来的悲伤感对于萨维塔而言是一件十分困难和痛苦的事情，而将这种忧伤转化成"感觉肥胖"则显得更加容易。因为萨维塔不知道应该如何应对其他的不幸，但是她知道如何应对肥胖。萨维塔的进食障碍症不仅仅是由想要变瘦的想法造成的，这种症状的存在还给了她一种安全感，并使她觉得自己对人生的掌控能力加强了，如此一来，情绪上的痛苦就得到了某种程度上的缓解。

你的故事

辨识自己对于身体的想法和感受，更好地了解对于体形的不满在你生活中所扮演的角色。

你对自己体形的看法如何？你满意和不满意的具体方面分别是：

_____

_____

_____

_____

你对自己体形的感觉是：

_____

_____

_____

_____

是什么原因导致你如此关注自己的体形？外在形体对你的生活存在何种影响？

_____

_____

_____

_____

哪些因素（关键事件、经验，以及社会互动）导致了你对自身体形的不满？

_____

_____

_____

　　审视体形问题开始干扰影响你生活的阶段。在那个时间段内，你的生活中还发生了什么事情？你当时正在应对何种压力、情绪，以及想法？

_____

_____

_____

_____

胖瘦对你而言意味着什么？

　　为了进一步了解体形对自己生活的影响，你需要审视"瘦"和"胖"对你而言真正意味着什么。体形可能并非是全部原因。事实上，研究证明就连 7 岁的小朋友都会将"胖"和不好的方面联系起来，而将"瘦"和好的方面联系起来。研究也发现年轻的女孩和男孩并不欢迎肥胖的同龄人，认为他们不开心，在学校是失败者，而且与苗条的同龄人相比较而言显得更为懒惰（Tiggemann，Wilson-Barrett，1998）。

　　对于萨维塔而言，苗条意味着自己能够掌控生命中的一些事物，能够获得成功，变得开心起来。而肥胖则意味着自己很脆弱、一无是处、丑陋、不开心、缺乏自控力。以下是"肥胖"可能会隐含的深层意义：

悲伤	自厌
无能	一无是处
挫败	生气
恼火	绝望
压抑	沮丧
焦虑	恐惧

害怕	崩溃
罪恶感	羞耻感
羞愧	孤独

对你而言"苗条"意味着什么?

_____

_____

_____

对你而言"肥胖"意味着什么?

_____

_____

_____

请审视上面自己所列举的具体内容并判断它们是否属实?

_____

_____

_____

你在空白栏处所填写的内容真的是由你的体重或体形所引起的吗?

_____

_____

_____

你对自己的体形感觉如何?

在我们探讨积极的应对策略之前,有必要评估你对于自己身体的消极感觉和积极感觉。随着本章中所提供的练习的逐渐展开,你的评估可能会有所

第7章 改进对于自己外形的感觉

变化。在本章结尾处，你可以重新审视自己对于身体外在方面的感觉，以此来评估自己的进步。

消极的身体感觉

在过去的一周内，你对自身体形的不满程度如何？请用 0 ~ 100 来给相关感觉的消极程度进行评分，0 意味着你保持中性情绪（对自己的体形没有任何不满），100 意味着你极端厌恶自己的体形。

0 ———————————————————————— 100

对自己的体形　　　　　　　　　　　　　　　对自己的体形
　没有不满　　　　　　　　　　　　　　　　　极端不满

你对自己身体所持有的消极感觉的程度（0 ~ 100）为 _____

积极的身体感觉

在过去的一周内，你对自己体形的满意程度如何？请用 0 ~ 100 来给相关感觉的积极程度评分，0 意味着你保持中性情绪（对自己的体形没有任何不满），100 意味着你十分满意自己的体形。

0 ———————————————————————— 100

对自己的体形　　　　　　　　　　　　　　　对自己的体形
　没有不满　　　　　　　　　　　　　　　　　十分满意

你对自己身体所持有的积极感觉的程度（0 ~ 100）为 _____

以健康的视角来看待自己的体形

在对自己的消极体形观有了更好的了解之后，如果你已经准备好了以一种健康的视角来看待自己的体形的话，那么首先，我们想探讨一些应对策略，以帮助你管理对于自己体形的消极情绪，并开发培养更为中性化的情绪。

处理不合身的衣物

请将那些你用来衡量自己体形是否理想的尺寸过小的衣物（一条特别的

皮带或者一条小码裤子）处理掉，这样可以消除引发你对体形产生消极想法的诱因。

不要使你的生活止步不前

很多人由于对自己的体形不满而使生活止步不前。例如，一些人可能会推迟购买一件新外套或是加入一个单身俱乐部的计划，因为他们规定自己在进行上述活动之前必须减轻十磅的体重。体重原因导致你推迟了一些什么活动？请依照具体情况来填写以下事件搁置追踪表。一旦明确了被搁置的具体方面，你就可以尝试取消它们的搁置状态，将这些方面纳入自己目前的人生计划之中。一种应对策略是想象自己已经达到了理想中的体重状态。

使生活正常进行的追踪表

因为体重原因，你放弃了什么？你是否推迟或是错过了一些事情，只因为想等体重下降之后再来关注它们？请花费几分钟的时间来审视你所放弃的这些事件、人际关系，或是活动，并且按照以下划分的类别来记录自己的答案。

自我关爱（购买一件新的外套、去美容院）：

_____

_____

_____

人际关系以及社会活动（度假、结识新朋友、参加一次聚会）：

_____

_____

_____

休闲活动（加入一个休闲团队、游泳、学一门新技艺）：

_____

_____

你还错过了其他的事情吗？

确保身处没有诱因的安全环境之中

请确保自己所处的环境是安全的。处理掉冰箱上的那些照片、减肥产品、节食书籍、能够照见全身的镜子，以及其他能够诱使你对自己体形产生不满的物件。

不要受媒体影响

请购买家庭装修之类的书籍而非时尚类杂志；请收看不会诱使你对自身体形产生担忧的电视节目。例如，每次盖尔收看一部有三位十分苗条的女性参演的情景剧时，都会觉得自己很胖、很丑，感觉自己很糟糕。如果男朋友和她一起观看的话，她会感觉更加糟糕。

当然，我们不可能避免所有的媒体诱因，因此当面对会促使你对自身体形产生消极性想法的诱因时，需要保持批判审慎的眼光。请提醒自己，杂志上的所有时尚图片都经过了一定程度的修饰，因而上面的人物形象看起来才显得身材苗条高挑，肌肤细滑无痕。但是这些都不是真实的形象。如果你对此持有怀疑态度，那么请站在城市的任何一个角落并观察来往行人，你会发现绝少有人看起来能够接近杂志中的人物形象。

停止称重

前面我们已经提到了，你的浴室磅秤可以充当情绪晴雨表的角色。磅秤也是一种可以使你觉得自己握有掌控权的工具。例如，雷达每天频繁地称量自己的体重，她将这当作是衡量自己控制体重方面进展的一种方式。磅秤就是雷达对于自我价值的评定标准，它加剧了雷达的进食障碍症，使她更加过分地关注自己的体重和身材。停止称重行为的前几周，雷达过得十分辛苦。由于没有了测量体重的工具，她感觉自己失去了控制，想要限制自己饮食的冲动也变得越发强烈。然而，正是在这种时刻，雷达才能够真正地审视称重这一行为对于自己的重要性，以及这一行为在她的体形变化方面所发挥的作用。

磅秤对你而言意味着什么？

请在接下来的一周内不要称量自己的体重。你可能需要将磅秤藏起来、扔掉，或是将其锁在汽车后备箱里。在无法测量体重的日子里，请记录你的所思所想。

为什么称重对于你而言十分重要？

_____

_____

_____

_____

终止称重行为给你带来了哪些负面影响？

_____

_____

_____

_____

终止称重行为给你带来了哪些正面影响？

_____

_____

_____

_____

停止检测行为

除了使用磅秤来测量体重之外，你可能还会在镜子中反复审视自己的外貌，或者用自己的手或卷尺来测量身体的某一部位。这些检测行为加剧了你对自己体形的关注。当你尝试着用一种更为健康的方式来看待体形时，避免此类检测行为很有必要。那么你需要避免哪些检测行为呢？

_____使用磅秤测量体重

_____使用镜子审视外表

_____使用自己的手或卷尺来测量身体的某一部位

_____使用一件特定的衣服或是一条特别的皮带来测量身体的某一部位

_____为求心安，征求他人对自己体形的看法

_____其他_____

避免对自己体形作出消极的自我评价

请监控你的自我对话。当你发现自己正在对自己的体形作出消极评价时，请退一步并审视所作出的评价。你会这样评价一位朋友吗？如果不会，那么为什么要这样评价自己呢？这些评价是真实的吗？它们对你有帮助吗？它们对于你的自尊心有何影响？使用什么方式可以更为中性和准确地捕捉你的想法？为了摆脱消极思想的不良影响，你需要审视自我对话的内容以及感受。请练习应对消极自我对话的策略以便使自己的观点更为中性。

重新制订你的个人字典

除了尽量转移消极自我对话以使相关评论更加中性之外，你还可以关注用于描述自己和自身形体的具体词汇。请警惕极端性想法，因为这些想法使你对自己的看法变得相当绝对。例如，如果你感觉自己不瘦的话，那么就一定很胖。请试着使用更审慎、更准确的语言来描述自己，并使用中性词汇来描述自己的身材和体重。例如，"我可能不会像很多模特那样纤瘦，但是我的体重已经下降到了平均水平之内"；"虽然我习惯于感觉自己很胖，但是这并不意味着我就真的很胖"；"我最胖的部分是我的感觉"。

应对陈腔滥调和偏见

尽管你努力想要改变自己的体形并转变负面情绪，但是总会有一些因素阻碍你取得有效进展。如果你的体重大于标准体重的话，那么就可能成为各种偏见以及陈腔滥调所攻击的对象，这些偏见是由当今社会对于苗条体形的偏执所造成的。问题并不在于你，而是在于我们所处的社会。请思考以下例子。萨曼莎正在练习监控自己与体形相关的想法，她发现在每周召开的团队例会上，总会"感觉自己很胖"以及"令人心生厌恶"。当我们仔细审视这一情形并分析是何种原因促使了这些想法和感觉的产生时，萨曼莎说诱因是会议室里的座椅。开会时她需要坐在一张两侧有扶手的座椅上，相对于她的体形而言，这张椅子显得有点小了。这一事实引发了萨曼莎以下的想法："我胖得都坐不下这张椅子了"，"我太胖了需要减肥"，"我觉得自己很令人讨厌"。萨曼莎的解释是，她的感觉变坏是因为自己不能舒服地坐进会议室的椅子。而真实的原因是，座椅制造商们所制造的椅子尺寸只适合于拥有普通身材的人群，并未考虑到现实生活人们的体形存在很大的差异。通过转变自己的想法，萨曼莎的自我感觉好多了。

以下是另一个例子。露比正在购物，她发现了一条自己很想试穿的裤子，但是在衣架上她无法找到适合自己的尺码。此时她发现店内的人体模特身上也穿着同款的裤子。当露比询问导购人员人体模特身上的那条裤子的具体尺寸时，店员说："没有这个必要，因为我们店里的模特绝对不会穿着大码衣服。"立刻，露比就觉得自己的身材很糟糕并开始觉得不对劲起来。

这一场景中存在何种问题？是露比的体形出了问题还是店员不经大脑的评论存在问题？

回想一下是否也有过一些诱因导致你对自己体形的感觉变坏。请将这类情形在以下空白处描述出来。

_____

_____

第7章 改进对于自己外形的感觉

_____

_____

_____

当时你是如何解释上述情形的?

_____

_____

_____

_____

是否可以使用其他的方式来解释该情形?

_____

_____

_____

_____

_____

重新认识自己的身体

至此,我们已经探讨过减轻自己消极形体观的策略了。在本章的最后部分,我们将关注发展一种更中性更积极的身体意象。以下的练习和策略是为了帮助你以一种正确的观点来看待自己的形体,这种观点不同于那些存在着问题的观点,它们不会以体重、身材以及外貌为基础。请秉持开放包容的心态,尝试每一种练习和策略以便找出适合自己的具体方法。

身体健康对你而言意味着什么

在不正常情况发生之前,我们通常觉得我们身体所做的一切事是理所当然的。例如,某天你起床时发现自己的脖子扭折、不能够行动自如了。此时你才意识到身体健康的种种好处。你可以基于日常生活,花费几分钟的时间来思考身体各个部位对于自己的重要性。请列出各项身体机能为你带来的种种好处，这些好处通常被认为是理所当然的。

_____

_____

_____

_____

如果这项工作不能顺利进行，那么请思考以下方面：行动能力、行使身体的各项机能、生活体验、创造力、想象力、精力，等等。下一次当你发现自己纠结于消极形体观时，请记住身体在你的生命中所扮演的其他角色。

身体会对你说些什么？

如果你的身体会讲话，那么它将对你说些什么？思考一下这些年来在生理和心理上你是如何对待自己的身体的。请花费一些时间来考虑你的身体将会对你诉说的内容，并将它们在下面的空白栏内记录下来。

_____

_____

_____

_____

你对自己上面所记录的内容有何感想？

_____

_____

_____

_____

开发一项新的技能

重新认识自己的身体从某种意义上来讲就是学会感激它除了身材和体重之外的其他方面。一种方法就是开发一项与你的身体相关的新技能。一些人练习瑜伽并发现这是一种帮助自己重新认识他们身体的呼吸、力量以及平衡方面的强有力的方法。也有一部分人可能会通过学习舞蹈课程从而对他们身体的行动能力方面有了新的认识。你想学习何种有关于身体的新技能呢？下面列举了一些具体技能，请在你感兴趣的项前做上记号。

_____瑜伽　　　　　_____舞蹈课　　　　　_____编织

_____斯库巴潜水　　_____冥想　　　　　_____武术

_____太极　　　　　_____按摩　　　　　_____艺术（油画、素描等）

_____陶艺　　　　　_____高尔夫　　　　　_____滑雪

_____保龄球　　　　_____排球　　　　　_____网球

_____其他_____

检查所取得的进步

在本章中你已经对自己身体的消极和积极感觉的强烈程度分别进行了评级。在使用这些新策略来改进你的身体意象以及进行了为期几周的练习之后，最好是能够检查一下自己所取得的进步。

对于身体的消极情绪

在过去的一周内，你对自己身体的不满意程度如何？请使用 0～100 来为自己的负面情绪评级，0 代表你持中性情绪（对于自己的身体没有任何负面情绪），100 代表你极端痛恨自己的身体。

0 ——————————————————————————— 100

对身体持　　　　　　　　　　　　　　　　　极端厌恶

中性情绪　　　　　　　　　　　　　　　　　自己的身体

你对自己身体所持的负面情绪等级为（0～100）_____

对于身体的积极情绪

在过去的一周内，你对自己身体的乐观程度如何？请使用 0～100 来为自己的积极情绪评级，0 代表你持中性情绪（对于自己的身体没有任何负面情绪），100 代表你对自己的身体持有十分乐观的态度。

0 ——————————————————————— 100

对身体持　　　　　　　　　　　　　　　　　　对自己的身体

中性情绪　　　　　　　　　　　　　　　　　　十分乐观

你对自己身体所持的积极情绪等级为（0～100）_____

当前你对自己身体的评级结果与之前所获得的评级结果有何不同？是否取得了一些进步？如果发现两次评级结果之间并没有很大的差异，那么你也无须灰心。只要想想你对自己身体所持的负面情绪是历经数年才形成的，那么就会明白想要在一夕之间就彻底改变自己的感觉是不现实的。事实是，感觉和情绪的转变需要时间、耐心，以及反复的练习！你需要在日常生活中坚持采取积极的策略才能够逐渐消除对自己身体的负面情绪。

第7章　改进对于自己外形的感觉

第 8 章　对付潜在问题

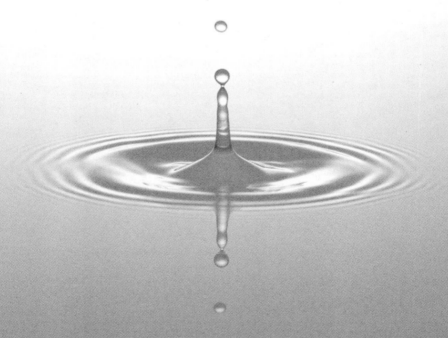

▼
　▼
　▼
　▼

　　我们已经探讨过你的饮食习惯、暴食症症状，以及身体意象了，现在是时候解决导致进食障碍症的自尊心缺乏以及其他潜在的问题了。你很有必要去探索自己对于自身、家庭、人际关系、世界、过去的创伤，以及其他可能存在的诱因的感想。

提升自我价值感

　　几乎所有患有暴食症的人都会纠结于和体重相关的自我评估。事实上，这是暴食症和绝大多数进食障碍症所具有的一个重要特征。过分注重体重的自我评估会导致自我价值感持续低迷。而自卑又会导致情绪低落、焦虑、孤立、缺乏自信，以及包括暴食症在内的其他一系列问题。我们的目标是帮助你将自己的价值和体重以及身材分开来看待，并帮助整体提升你的自我价值感。

辨识并转移过分强调体重的想法

　　首先，辨识并应对导致你过分强调体重的想法十分关键。是什么信念促使你使用体重和身材作为标准来评价自我呢？你可能认为苗条就意味着勤奋、可爱、成功、强大，或者可以赢得他人的尊重。另一方面，你也可能认为肥胖（或不瘦削）代表懒惰、不可爱、笨拙，或软弱。你可以使用第 6 章中的"转移问题性思想追踪表"以及第 7 章中提供的身体意向练习来尝试改变自己所认定的体重和身材与自我价值之间的联系。

　　或许我们还可以尝试从另一个不同的角度来看待以体重作为标准的自我评测系统。设想一下，假如你的姐妹、女儿，或者是好朋友认为她们自己只有变苗条了或是达到某种特定标准才算是一个有价值的人，那么你会对她们说什么？请尝试进行以下练习，在脑海中定位一位你生命中十分在意和喜爱

第 8 章　对付潜在问题

的人，设想一下下列说辞刚刚从他或她口中说出，然后在空白栏处填写听见上述说辞后你将作出的应答。

你所爱的人说："我不能出门，因为我长胖了，出去的话大家都会注意到这一点的。"

你的回答：＿＿＿＿＿＿＿＿＿＿＿＿＿＿＿＿＿＿＿＿＿＿＿＿＿＿

你所爱的人说："我减肥失败了，我一无是处。"

你的回答：＿＿＿＿＿＿＿＿＿＿＿＿＿＿＿＿＿＿＿＿＿＿＿＿＿＿

你所爱的人说："我是如此的胖，不配拥有幸福和快乐。我应当停止进食。"

你的回答：＿＿＿＿＿＿＿＿＿＿＿＿＿＿＿＿＿＿＿＿＿＿＿＿＿＿

预测未来

有些人可能会发现自己关于体重和身材的信仰很难得以改变，因为一段时间以来，它们已经成为了生命中的一种习惯，并且我们所身处的社会在不断地强调这类信仰的正确性。如果这种情况也发生在你身上，那么有必要预测一下未来，并分析一下以体重和身材为标准的自我价值评测系统是否符合你的人生观。

设想一下现在是五年之后。届时你年龄多大？如果继续坚持以体重为标准来评价自我价值的话，你的生命将会是何种状况？

＿＿＿＿＿＿＿＿＿＿＿＿＿＿＿＿＿＿＿＿＿＿＿＿＿＿＿＿＿＿＿＿

＿＿＿＿＿＿＿＿＿＿＿＿＿＿＿＿＿＿＿＿＿＿＿＿＿＿＿＿＿＿＿＿

＿＿＿＿＿＿＿＿＿＿＿＿＿＿＿＿＿＿＿＿＿＿＿＿＿＿＿＿＿＿＿＿

＿＿＿＿＿＿＿＿＿＿＿＿＿＿＿＿＿＿＿＿＿＿＿＿＿＿＿＿＿＿＿＿

现在设想时间已经推移到了十年后。届时你的年龄多大？如果继续坚持以体重为标准来评价自我价值的话，你的生命将会是何种状况？

＿＿＿＿＿＿＿＿＿＿＿＿＿＿＿＿＿＿＿＿＿＿＿＿＿＿＿＿＿＿＿＿

＿＿＿＿＿＿＿＿＿＿＿＿＿＿＿＿＿＿＿＿＿＿＿＿＿＿＿＿＿＿＿＿

_____

_____

_____

你对于自己五年后以及十年后将会面对的生活的预测是否与你的价值、
目标，以及理想相符合？

_____

_____

_____

_____

预测未来可以帮助你更加清楚地认识自己的目标和侧重点。虽然现在你
觉得体重和身材对自己而言十分重要，但是很可能不会一生都纠结于这些方
面。如果你继续将体重和身材当成是第一要务的话，那么将有可能错过人生
中很多美好的事物。也可以采取另一种特殊的方式来使自己认清这一点，那
就是想象一下自己死后将会铭刻在墓碑上的话语。为了更好地加以说明，请
参看下面的两个例子。

愿她安息

萨莉·史密斯

萨莉是两个优秀的孩子的母
亲，高尔夫运动爱好者，一
位出色的同事，也是大家的
朋友。我们将永远怀念她。

愿她安息

萨莉·史密斯

萨莉非常关注自己的体形。
她每天都会测量体重，是一
位狂热的节食者和运动爱好
者。我们将永远怀念她。

决策平衡

有时一旦信仰已经建立，不管你是否想要对之作出改变，分析审视一下
该信仰的有用性绝对不会是一件浪费时间的事。持有一种将自我价值等同于

体重和身材的信仰在何种程度上对你而言是有用的？你或许会面临两种选择：继续保持以体重为标准的自我评测，或努力尝试将自我价值与体重和身材分离开来看待。无论是选择哪一种，都可能会为你带来一些短期和长期的好处，也可能会使你为之付出一定的代价。通过完成下面的决策平衡追踪表，你可以权衡一下具体的利弊（将会列举一个例子）。如果你发现付出的代价大于收获的话，那么就可以开始尝试放弃这种自测的方法。

决策平衡追踪表示例				
	好　处		代　价	
	短期	长期	短期	长期
继续保持以体重为标准的自我评测	我总是在做一些事情和思考一些问题。使我能够保持自己的体重。磅秤是一种检测自己状态是否良好的快速而又简单的方法。感觉很熟悉很舒服。	帮助保持我的体重。赋予了我一种特性：他人知道我在意自己的体重。使得我有事可做。	自我感觉会很糟糕，并且会觉得很抑郁。我过分纠结于自己的体重和身材。我没有时间和精力去追求其他诸如社交和旅游之类的梦想。	感觉孤独和悲惨。会很单调无趣。
将自我价值与体重和身材分离开来看待	我将可以追寻其他梦想。可能会重新开始联络朋友。可以关注我的事业。我将不再纠结于体重和身材。	可以远离磅秤。自我感觉会更积极。拥有价值和目标后,我的生活将会更有规律。	我将没有事情可做。无聊。	担心我会继续长胖。失去自我特性。一事无成。

决策平衡追踪表				
	好　处		代　价	
	短期	长期	短期	长期
继续保持以体重为标准的自我评测				

将自我价值与体重和身材分离开来看待				

重建联系、重新引入过往行为，并尝试新事物

将自我价值与体重和身材分离开来看待的另外一种方法是提醒自己还存在其他可以帮助自己获得自尊的方面。如果你回想本书第 1 章中自己所制作的自尊感追踪表，就可以发现上述的其他方面可以包括但是不限于个性、志愿者工作、创造力、人际关系、运动能力、艺术能力、精神性、在工作中和学校里的表现、才能、兴趣爱好、角色、能力，以及某些特定方面。一种促使你意识到这些可能性存在的方法是制作一张列有自尊感如何影响你过去和现在的成就，过去和现在的行为活动以及所扮演的角色清单。请花费一点时间来完成下面的列表。

过去的成就

_____   _____

_____   _____

_____   _____

现在的成就

_____   _____

_____   _____

_____   _____

第 8 章 对付潜在问题

过去的行为活动

_____   _____

_____   _____

_____   _____

现在的行为活动

_____   _____

_____   _____

_____   _____

过去所扮演的角色

_____   _____

_____   _____

_____   _____

现在所扮演的角色

_____   _____

_____   _____

_____   _____

被进食障碍症所控制从而扰乱了正常生活是很常见的，因此，假如你已经和暴食症作了相当长时间的斗争，发现完成上述列表很困难的话，那么请不要觉得不解。你反而可能会发现列表中有很多方面因为受暴食症的影响，已经淡出了自己的生活。请审视你所制作的列表并试着辨识自己可以重新尝试的方面。例如，你可能有一位曾经关系非常要好但很久没有联系过的朋友；你曾经喜欢摄影或是打排球。你也有可能更倾向于进一步发掘现在正在进行的一些行为或所扮演的一些角色，例如当一位好妈妈或进行精神层面的探索。你也有可能想要培养一些新的兴趣爱好。为了使自己能够将自尊感同体重以及身材分离开来看待，有必要关注生命中不同的行为和活动。

这里给出一点小小的警示：开展上述工作绝非易事。例如，南希十分努力想要停止暴饮暴食和催吐行为并使自己的饮食恢复正常。在治疗中，她的体重有所增加，南希正在努力使自己能够将自我价值同体重和身材分离开来看待。这一点对南希而言十分困难，因为她是一名花样滑冰选手，最近刚刚退役。她很小的时候就开始了这方面的训练，并一贯表现得十分出色。退役之前严格的训练计划使她无法进行社交或是开展其他活动。

当你自己尝试将自我价值同体重和身材分离开来看待时，可以做些什么呢？你是否想和某些人重新建立联系呢？如果是的话，你可以通过打电话或是邮寄信件和发送电邮的方式来开始。也许你更倾向于结识新的朋友，那么你可以参加一项烹饪课程，带自己的爱犬去一个附近的宠物公园散步，或是报名参加一次野营旅行或约会活动。请抽出一些时间来思考一下你可以为自己的生活增添哪些与外表无关的新内容并完成下面的表格。

重建联系、重新引入过往行为，以及新事物尝试追踪表

请花一些时间来清理自己头脑中的思想，并写下能够帮助你在不考虑体重和身材的情况下建立自尊感的具体事项，包括行为、爱好、兴趣，以及你想要联系的人。

行为

_____   _____

_____   _____

爱好

_____   _____

_____   _____

兴趣

_____   _____

_____   _____

想要联系的人

_____   _____

_____   _____

_____   _____

请列出五个你能够在接下来的两周内完成的现实的目标（例如，给苏茜发电邮、买一本家庭装修杂志、去骑马、去欣赏一部外国电影、报名参加一些课程、更新自己的简历）。

1. _____

2. _____

3. _____

4. _____

5. _____

修正不健康的完美主义

完美主义是一种个性品质，它在暴食症的发展和存续过程中扮演了一定的角色（Faieburn, et al. 1997）。事实上，暴食症可以被看作是完美主义的一种直接表达，因为它表示你想要使自己的体形达到完美（Shafran, Cooper, Fairburn, 2002）。完美主义是一种想要表现卓越的内驱力。在很多例子中，完美主义可以是健康的并且能够起到激励的作用，它还具备一定的功效性。这种类型的健康完美主义被称为积极完美主义（Frost, et al. 1993）。然而，在另外一些例子，特别是和暴食症有关的例子中，完美主义是不健康的，并且会给相关个人带来消极影响。这类不健康的完美主义被称为临床完美主义（Shafran, Cooper, Fairburn, 2002）或是功能失调的完美主义（Frost, et al. 1993）。不健康的完美主义包含以下特点（Hamachek, 1978）：

- 永远不会认为自己已经付出了足够的努力；
- 总是想着应当做得更好；
- 将自我满意和自我满足当成是懒惰和软弱的标志；
- 过分强调将事情做到最好；
- 自行设定不可能达到和不合理的高标准；

- 当试图实现过高目标失败时倾向于进行深度自我批评；

- 高估所取得的成就；

- 贬低自我价值；

- 选择性地关注于错误方面（失败），忽视积极方面（成功）；

- 基于成就来评价自己，而不是做真实的自己。

当患上暴食症时，你的完美主义会表现在对体重、身材，以及饮食的过分关注上。在生活中的其他方面，你也有可能存在着完美主义倾向（例如，学校、职场、人际关系、运动能力等方面）。为了迎合这些不健康的完美主义，你可能会为自己设立一些不现实和无法企及的目标。这些高标准可能注定会失败，而失败又会促使你对自己进行自我批评和贬低自我价值。

改进完美主义的策略

请尝试使用下面的策略来对你的完美主义加以改进。这些策略是基于 Shafran，Cooper 以及 Fairburn 的相关研究（2002）的。

提高你的意识

请思考一下完美主义在你的生活中所扮演的角色，并通过回答下列问题来辨识清楚自己所持有的完美主义所侧重的方面，以及它给你带来的种种影响：

完美主义在你生活中扮演了什么角色？

_____

_____

_____

完美主义对你的自我价值评测有什么影响？

_____

_____

_____

你的完美主义在哪些方面对你而言是不健康或毫无帮助的？

_____

第8章 对付潜在问题

139

_____

_____

你的完美主义是否存在一些健康和积极的方面？

_____

_____

_____

哪些因素导致了你的完美主义的滋生（家庭、童年、生活经历）？

_____

_____

_____

完美主义给你造成了哪些方面的困扰？

_____

_____

_____

开发替代性选择

我们可以尝试开发一些不基于自身成就的其他替代性选择来进行自我测评。前面已经探讨了用于改变以体重为标准的自我评测方法的策略，你可以通过与之相同的策略来扩展自我价值的评测基础。

进行行为实验

请将遵循自定完美主义标准时的感想和你故意不遵守该规则时的感想加以比较。例如，当敏控制自己的早餐和午餐时她就会自我感觉良好。在治疗过程中，敏和她的治疗师计划进行一项行为实验。在这个实验中，通过和一位朋友一起出去吃午餐，敏将故意打破自己的饮食规定。按照实验设计，午餐时敏的朋友吃什么她就得吃什么。敏发现虽然自己因为进食了比以前多的食物而感觉有些糟糕，但是她也为能和朋友在一起而感到高兴。

凯西总是喜欢将周围环境整理得整齐而洁净，无可挑剔。在邀请任何朋友来家做客之前，她都会花上几个小时的时间来打扫卫生。在为凯西设计的行为实验中，治疗师要求她在事先没有清扫房间的情况下邀请一些朋友来家里做客。虽然当朋友们到来时凯西觉得有些紧张，但是她发现朋友们根本没有注意到房间没有整理。事实上，大家的此次聚会和以前她花费几个小时打扫后所进行的聚会没什么两样。通过这项行为实验，凯西明白了朋友们对于自己的看法并非是由自己家里环境的干净程度来决定的。

你可以尝试进行一些什么样的行为实验呢？请思考一下你可以进行哪些活动来故意打破自己的完美主义标准，然后将遵循标准和不遵循标准所得的不同结果进行比较。请将下面的表格制作多份以作备用，并在进行每项行为实验后完成一张表格的填写。

行为实验追踪表

你所遵循的完美主义规则或标准：

_____

计划进行一项可以帮助你打破自己的完美主义规则的活动：

_____

一旦完成了上述活动，请将所得结果同你遵循自定完美主义规则时的情形作个比较。你发现二者之间存在何种差异（你的反应、他人的反应、相关结果以及你的感想）？

_____

_____

_____

你从这项行为实验中学到了什么？

_____

_____

_____

下一步你会进行何种尝试？

_____

转变你的完美主义思想

请辨识你的思想中所存在的偏差。你是否过分强调自己的失败而忽视了所取得的成功呢？你是否期望他人也能够达到自己所设定的标准？你是否将自己的注意力集中到了某一个方面（体重、身材、饮食、事业、学业、竞技表现）而忽视了其他方面（个性、人际关系、幽默感）？较为现实的观点应该是怎样的？请通过回答下表来练习改进你的完美主义想法和态度。

转变完美主义想法跟踪表					
在接下来的一周内，请使用本表格来监控你的完美主义想法并对不现实的标准和态度采取适当的应对措施。每当注意到自我感觉正在变得消极时，你需要填写此表。用0(没有任何波动)至100(极端)来对自己的各种感觉以及它们强烈程度进行评级。记录导致这些感想生成的具体情境或是诱因。还要记录当时你脑海中浮现出的种种想法。在上述工作完成之后，请检查一下自己的思想是否存在偏差，如果存在，请积极应对。然后重新对自己的感觉进行评级(0~100)，再将相关结果或是你对特定情形或诱因的具体反应记录下来。					
感想和冲动评级（0~100）	情境/诱因	完美主义标准、信仰、规定，以及态度	真实情况 (一个没有患上进食障碍症的人会如何看待这种情形？你是否过于关注自己的失败从而忽略了所取得的成功？你永远都不会以那些为自己而设定的极端标准去要求他人，那么你是否正在对自己实行双重标准？你是否过于关注某一方面从而忽视了其他的方面？这种思考方式有何效果？)	对感想的重新评级	结　果

走出过往创伤

对你而言，进食障碍症可能是一种保护自己不再经受过往创伤折磨的途径。进食障碍症可能会帮助你转移对于过往痛苦经历的注意力、掩盖某些强烈的感情，或是麻木你希望避免的感觉。例如，当希拉还是一名青少年的时候，曾经遭受过一位亲戚的性虐待。当她将此事告诉父母时，他们切断了同该亲戚的一切联系。家人并未报警，并且从此再不提及此事。这件事成为了一个避而不谈的秘密。在经历此事之后不久，希拉就患上了暴食症。同暴食症所做的斗争以及对体重、身材和饮食的关注耗尽了她所有的心智能量。她不再想起过去所受到的伤害，并将自己对于那件事的情绪深深埋藏起来。多年之后，希拉接受了暴食症治疗。当她成功地控制了自己的进食障碍症后，过往的记忆伴随着痛苦和令人崩溃的情绪又再度浮现。此时，希拉意识到自己的进食障碍症实际上是帮助了她将过去的记忆留在过去。当希拉开始在相关治疗中整理往事时，她明白对自己而言，感觉肥胖其实并非真的就是对体重很在意。当感觉很胖或是"脏"时，她其实是对于自己所遭受的性虐待产生了一种羞辱感。

如果你也曾经遭受创伤或虐待，那么你在进食障碍症的相关治疗过程中可能需要想办法消除这些阴影。本书中所学的策略会为你提供一定的帮助，但是可能还不够。有时你发现在自己不愿意想起过往所发生的事件时，相关片段却不断在脑海中闪现；或者是经常做噩梦，在梦中回放过去那些曾经带给你创伤的事件；你也有可能会觉得自己像是在重新经历那些不堪回首的过往。那么此时，你就应该寻求专业帮助了。一位好的专业治疗师将会帮助你应对创伤后障碍症并逐渐消除其带来的负面影响。请参考本书第13章所提供的有关寻求专业帮助的信息。

走出过往创伤的策略

经受过创伤的人都会对造成创伤的具体事件抱有一种强烈的情绪，帮助

第 8 章 对付潜在问题

143

他们走出过往创伤最重要的策略就是对这类情绪进行分析疏通。如果你也有过创伤经历，那么你所要应对的情绪可能包括罪恶感和羞耻感。你可能会觉得自己无用、被利用、愧对他人、罪恶滔天、被侵犯，或是被他人背叛了。请注意："感觉很脏"可能代表着一系列的痛苦感情。

如果你有过创伤或是曾经被虐待，请将你的感想尽可能具体地罗列在下方。

_____

_____

_____

_____

审视一下与你的感觉相关的思想。它们是否准确？是否存在偏差？一些人觉得自己当时应该阻止会给她们带来创伤的事件的发生。这就好比让受害者承担责任一样。在很多情况下，创伤是由一位强大者带给弱小者的，这类弱小者通常没有要权在手，或者没有能力阻止事情的发生。所以，从现实意义上来讲，你当时并没有能力去阻止什么。你可能会相信自己很"坏"，因为不好的事总是发生在你的身上。那么请你记住，不好的事情总是发生在你的身上并不能证明你是一个坏人。事实上，作恶者才应当承担责任。有时即使性行为并非出于自愿，人们还是会感到感官的愉悦。对于一些人而言，愉悦和恐惧交织在一起的过程会导致罪恶感和羞耻感的加重。生理受刺激会发生反应，这并不就意味着你乐于被虐或是希望这种事情发生。

你可以使用转移问题性思想的相关技巧来帮助自己消除与过往创伤相关的想法。当你觉得濒临崩溃或是十分焦虑时，也可以使用放松策略（参见第5章的正念练习）来帮助自己应对消沉情绪。

辨识和应对各类情绪

很多患有暴食症的人都说进食障碍是一种帮助他们逃离或应对消极情绪的途径。暴饮暴食可能会为你带来一时的安宁，使你从消极情绪中暂时摆脱出来。这种行为所带来的罪恶感也有可能会帮助你掩饰诸如孤独感和无用感之类的更为糟糕的感觉。催吐或是运动可能会帮助你舒缓焦虑和压力。限制自己的体重并使其保持在一定的标准之内会使你感觉麻木和冷漠。同样地，一些人通过相关症状来与他人进行情感交流。例如，每当茱莉和丈夫发生口角时，她都会通过拒绝进食来宣泄。茱莉认为这是一种引起老公注意的办法，使用这种方法，她无须和老公就自己的生气情绪作直接交流。

在治疗暴食症的过程中，各种情绪可能会开始慢慢浮现。这对你而言将会是一种全新的体验，也许你会因此觉得自己濒临崩溃。举例来说，茱莉过去并不习惯感受较为强烈的情绪，她将辨识和应对各类情绪的过程描述成为如同一群蝴蝶在胃里搅动一般。另外一位人士则将这个过程描述为就像全身爬满了蛇一样。在你的生活中，可能会存在一些误导性信息，这些信息导致你相信自己的情绪是不正确的、无效的、错误的，或是自私的。也许，并没有人教你如何去辨识并表达自己的情感，相反地，你的家庭可能处于一种混乱而且情绪化的状态，成员们通过使用暴力和其他不良的方法来宣泄自己的情绪。结果，就导致你通过进食障碍症来避免或应对自己的感觉情绪。与自己情绪接触的第一步就是对它们进行辨识，第二步就是学习更多的适应性方法来表达和应对各类情绪。本章即将进行探讨的内容是基于 Edmund Bourne（2000）的研究的。

有关感觉的事实

感觉无关乎对错。感觉就是感觉，如果你感觉到了的话，那它就是存在的。有时候，引起某种感觉的思想可能是不现实的或无效的，但是我们不能基于这个错误的基础来对感觉本身作出评判。

一些感觉相较于其他的感觉而言可能会更容易辨识，因为它们是以一种纯粹的形式发生的，例如害怕、生气或是悲伤。有些感觉则更复杂，它们会涉及具体想法和自我评价，例如感觉不称职、孤独，或是一无是处。同样地，你可能会经历一些混合型的感觉，例如，因为某位在乎的人的离世而产生的悲伤、内疚以及生气等种种感觉；或是在治疗过程中所存在的那种害怕、悲伤以及兴奋相交织的感觉。在这些情况下，对每一种感觉进行积极的辨识和处理是十分重要的。

有时候在日常生活之中忽视各类感觉是有道理的。例如，如果由于早晨的一次争吵使得你对自己的工作伙伴非常生气，那么你需要将这类感觉放置到一边，以便能够正常开展工作。然而，被忽视和压抑的感觉可能会随着时间的推移而逐渐累积，如果不能够妥善地进行处理的话，它们要么会在某一时刻不可控制地爆发出来；要么会使你感到焦虑、空虚，或是麻木。如果你正在尝试触碰自己的感觉的话，那么假以时日，你就能够感觉到活力更为充沛，心里更踏实。

辨识情绪

辨识自己当下所持有的感觉十分重要。当你努力想要辨识自己的感觉时，请记住"肥胖"和"大肚腩"并非属于感觉的范畴。辨识感觉的最好方法是与你的身体相协调并好好加以感受。过分关注自己的想法和担忧可能会使你无法真正触摸自己的感觉。为了准确地捕捉感觉，有必要使各种想法平静下来，并允许自己对身体作一番详细调查。这并非是让你关注有多厌恶自己的身体，而是让你努力弄清楚自己内心的感觉，这种内在感觉会为你提供具体情绪的线索。例如，身体内的压力可能暗示了生气；紧张不安可能是挫败或害怕的迹象；头疼以及恶心可能代表了羞耻感或绝望感。

你可以使用下面有关积极感觉和消极感觉的列表来帮助描述自己的情绪感觉。

积极感觉

被接收	欢欣鼓舞	积极地
冒险	活力充沛	怀旧
深情地	热情洋溢	被鼓励
生机勃勃	心情愉快	乐观
惊奇	兴奋	开心
野心勃勃	振奋	热烈

愉快	原谅	平和
美丽	友好	幽默
勇敢	满足	开心
平静	慷慨	自豪
能干	高兴	放松
在乎	好	舒缓
快乐的	感激	尊敬
珍惜	伟大	安全
舒服	欢愉	满意
胜任	充满希望	安全感
沉着	幽默	自力更生
自信	重要	傻瓜
有勇气的	受启发的	特别
好奇	愉悦	强大
欣喜	喜悦	支持
出色	可爱	同情
决心	热爱	温柔
渴望	喜爱	胜利
狂喜	忠诚	值得

消极感觉

被遗弃	空虚	嫉妒
被告诫	愤怒	痛恨
害怕	恼火	孤独
恶化	遭排除的	迷茫
焦虑的	被暴露	忧郁
孤零零	失败	悲惨
生气	可怕	误解

痛苦	肮脏	糊涂
焦虑	愚蠢	贫乏
惊骇	疯狂	麻木
忧虑	狂乱	强迫
羞耻	惊怕	狂怒
尴尬	挫败	崩溃
迷惑	生气	神经质
困惑	没有出息	惊吓
苦涩	罪恶	可怜
无聊	可恨	悲观
被谴责	无助	憎恶
迷乱	虚伪	惊怕
轻蔑	没有希望	承受重压
粗暴	恐怖	紧张
麻痹	敌意	惊惧
被打败	被羞辱	挫败
退化	受伤	折磨
沮丧	歇斯底里	易怒的
上瘾	被忽视	被陷害
抑郁	不耐烦	麻烦
绝望	不胜任的	不懂感恩
无法无天	无能	毫无魅力
被摧毁	伤心欲绝	不确定
不知所措	无法治愈	不舒服
失望	优柔寡断	心神不定
失去勇气	不称职	没有成就感
厌恶的	自卑	令人不愉快
泄气	拘谨	无价值的

凄凉	不安	难过
心烦意乱	缺乏能力	紧张焦躁
可疑	泛滥	脆弱
扰乱	恼怒	悲哀
窘迫	孤立	担忧

在其著作《焦虑症与恐惧症手册》中，Edmund Bourne（2000）基于 Eugene Gendlin（1978）的专注技巧，提出了帮助你达到与身体协调一致的五个步骤。下一次，当你产生会引发症状的冲动，或是感觉沮丧、紧张、"肥胖"、"肮脏"、麻木，或对于自己的感觉心生困惑时，请按照下面所列出的步骤来进行练习。

1. 身体放松。试着让自己舒缓下来。进行一些可以帮助你放松身体的活动。如洗个澡、阅读或听听音乐。或者，进行长达五分钟的深呼吸，通过你的鼻子呼气或是吸气。请试着将呼吸拉长变缓。当你呼气时，胃部会扩张（不是胸部）。在你继续进行呼、吸气运动时，想象自己正置身于一个对你有意义的、令人心生愉悦的自然环境之中，例如鸭子在湖上嬉戏，或是清风拂过你最喜欢的花园或公园。

2. 询问自己，"我现在的感觉如何?"或"我现在最担心什么?"

3. 请深入你感觉到情绪的身体部位，通常是在你心脏或胃所在的部位。

4. 静静等待，并仔细聆听任何你可以感觉到的情绪，不要作出任何分析和评判。做一个观察者，允许自己去触摸任何即将浮现的感觉。什么都别做，只是静静等待，直至能够感受到一些东西。

5. 如果你仍然无法辨识自己的感觉，那么请重返第 1 步，并尝试进行更多的放松练习。

包容情感

一旦你开始尝试辨识自己的感觉，就必须学习如何以一种包容的态度来看待它们。承认各种感觉的存在很正常，你无须使用症状来麻痹自己或是强迫自己转移注意力。有些感觉可能起初让人觉得不那么舒服、无法忍受，甚

第 8 章 对付潜在问题

至是让人备受折磨，但是请记住：即使你允许自己去触碰这些感觉，也绝不会有任何极端的事情发生。如果你害怕自己的某些感觉，那么最好是审视一下你对于这类感觉的想法。例如，英格丽相信，如果她允许自己去触碰那些悲伤的感情的话，她就会备受打击，可怕的事情就会发生。当进一步探讨这个话题时，她能够更为明确地表述自己将会"崩溃"，并且她的"头将会爆裂"。后续深入地讨论帮助她辨识清楚了"崩溃"是指她将痛哭失声、呜咽不止，并且将会涕泪交流。虽然这种情绪反应令人非常不舒服和尴尬，但是相对于她之前所说的"头会爆裂"是一个巨大的进步。一旦英格丽意识到最坏的情形也不过如此，她就能够容忍自己的悲伤情绪并学习将这类情绪表达出来了。

表达情感

下面是可以用于表达和处理各种情感的不同方法。根据不同的情绪和情形，你可能会希望尝试不同的技巧。

向某位支持自己的人士倾诉。支持自己的人士是指那些能够倾听你的感想、认可你的情感、可能还会帮助你整理自己各类情绪的人。理想情况下，这位人士同可能会导致消极情感的情形并无紧密关联。假如你的生命中存在这种类型的人的话，那么请联系他们并在自己感觉糟糕时向他们倾诉一番。这类人士可能包括爱人、家人、朋友、上司、同事、教友、医生、治疗师，以及其他支持性团体。

与具体情感促成者进行交流。如果你的某种消极情感的生成是由某一个特别的人导致的，那么可以选择直接与这个人进行交流，通常这么做会使你自己受益。然而，此人是否愿意倾听非常重要。并非每个人都会同意配合。在联系相关人士之前，你最好能够花费一些时间尝试将自己的情感进行一番梳理。你还应当努力控制烦忧情绪，使自己看起来不像是在攻击或是评判该名人士，这样才可以避免对方产生防御性反应。在二人的交流过程中，请首先陈述相关事实，然后尽量使话题聚焦于自己的感想。例如，在阐述自己的情感时，你可以说："当你答应要和我联络结果却又不遵守承诺时，我觉得自己好像被抛弃、没人爱了"，或者"当你忽视我的请求时，我会觉得你不尊重我并为此感到十分恼怒"，或者"当你批评我的选择时，我觉得自己很没用并为此感到十分忧伤"。

将自己的情感以书面形式记录下来。即使你可以找到倾诉对象，以书面形式将自己的情感记录下来也是一种很好的选择。谈论某些情感可能是一件很困难的事情，但是将它们用日记的形式记录下来不仅更容易做到而且还能帮助自己分析处理这些情感。当你希望与之倾诉的对象因种种原因无法（不愿意、不能够、去世、生病了，或是相隔太远）和你进行交流时，以书面形式记录自己的情感是一个很好的选择。还可以选择使用写信的方式向另一方倾诉你的情感，至于该信件是否寄出可以随后再决定。在某些情况下，信件并不会被寄出，但是将所感所想书写下来可以帮助你获得一定程度的宣泄。例如，阿德利亚在最要好的朋友自杀后情绪澎湃。在试着自行应对这些强烈的情感未果后（暴饮暴食并努力不去想起自己的那位朋友），她决定给已经去世的那位朋友写一封信，以便自己能够在信中表达自己因朋友的自杀而引起的愤怒、悲伤、困惑，以及罪恶感。虽然这是一件很困难的事情，但是阿德利亚认为通过这种方式自己告诉了朋友想要说的话，最终她觉得情感上得到了舒缓。

大哭。有时候大哭一场可以帮助你应对自己的情绪。如果你觉得没法哭出来或是无法触碰自己的悲伤，那么可以去观看一部悲剧电影或是聆听一些十分伤感的音乐来帮助自己进入状态。

创造性表达。一些人通过创造性的表达方式来应对自己的情绪。这包括创作一些曲子、写诗、画画、雕塑，以及表演。如果你已经采用了这些方法中的一种，或是它们之中的某一种引起了你的兴趣的话，那么可以试着检验一下其有效性。

审视自己的核心信念

当你试着用替代性方式进行思考时，可能会发现旧时的想法不断浮现。发生这种情况的原因是这些想法被更深层的信念、也就是你的核心信念所推动。核心信念是指你对自身、他人、周围世界，以及未来所持有的基础性信念。这类信念不仅存在于儿时的经历之中，还会贯穿你的整个人生过程（Beck，1995）。与自然出现在你脑海中，并且通常很容易加以辨识的想法不同的是，你可能并未对自己所持有的核心信念有一个清楚的认识。核心信念是对自己、他人，以及未来绝对的、单一性的评论。例如，"我没有用"，"他人太苛刻"，"未来一片黯淡"等。前面你已经学习了如何转移自己的消极思想，此处，我们要学习如何修正你的核心价值。进行这项工作的目标是使你的核心信念变得不那么绝对，变得更灵活、更现实。请参看以下的例子。

消极核心信念	修正后的核心信念
我没有用。	我是一个有用的人，同其他人一样，有着自己的优点和缺点。
我能力太差。	我有能力，可以尽自己最大力量办事，这样就足够了。
我很脆弱。	我是一个有着长处和短处的正常人，这样就可以了。
我不可爱。	我有人爱并且可以爱他人。因此，我是一个可爱的人。我只是不懂得如何爱自己。
其他人太过挑剔。	有时他人会很挑剔，但是大多数人还是有包容心和同情心的。最挑剔的人其实是我自己。
世界失去控制。	这个世界上存在着很多我无法控制的事情，但是也有一些事是我可以加以控制的。我可以控制自己对生命中所发生的事件的应对态度。
未来一片黯淡。	未来存在很多属于我的机会，只是现在暂时无法看清楚而已。虽然有时前途显得黯淡，但是希望是永远存在的。

辨识你的核心信念

现在，请花费一些时间来回顾一下第 6 章中所提及的想法监控跟踪表和转移问题性想法跟踪表。看看自己是否记录了任何实际上是属于核心信念的

想法（对自己、他人，或是世界的绝对性的、严格的看法）。请使用下面的
工作表来揭示自己的核心信念。

辨识核心信念跟踪表

请花上一些时间来思考你内心最深处对自己的想法和态度、你对他人和
周围世界的看法，以及你对未来的理解。然后将下面的句子填写完整，以便
帮助你触摸自己的核心信念。

关于自己的核心信念：

我_____

我_____

我_____

我_____

我_____

关于他人和周围世界的核心信念：

其他人_____

其他人_____

其他人_____

世界_____

世界_____

世界_____

关于未来的核心信念：

未来_____

未来_____

未来_____

未来_____

转变核心信念

挖掘你的核心信念或许并不困难，想要对自己的核心信念有清楚的认识

第8章 对付潜在问题

需要花时间对自己的想法进行持续性的监控。阅读本部分可以增加你对自己所持有的不同层次想法的认识度，而这种认识度又可以帮助你捕捉可能会出现的核心信念。一旦确认了一个存在着问题的核心信念，你就可以尝试对之进行转移。请遵循以下步骤：

第一步，辨识该核心信念。核心信念与问题性想法不同。问题性想法通常与具体的情境或诱因有关，并且更容易被辨识。核心信念通常更为全局化，严格并且绝对；通常不能够马上被意识到。

第二步，考虑相关证据。你有何证据证明这种核心信念不正确？是否还存在有一种更加灵活现实的观点？这种信念是否适合所有的情形？

第三步，重建你的核心信念。转变以后的核心信念应当看起来更加平衡和灵活，不再太过绝对化。进行这项工作的目标是转变该信念并使之变得更为现实和准确。

第四步，考虑核心信念的来源。你所有过的何种经历导致了这种信念的产生？通常，了解造成一种信念的具体原因可以帮助你更容易地转变这种信念。

凯利在过去的几周内尝试着转变自己的问题性想法。她的问题性想法最初主要是围绕着"从来都做得不够好"以及"必须达到完美"这两个信念生成的。对于凯利而言，一个反复出现的主题就是"我不够好"这个核心信念。当追溯这一信念的源头时，她发现长大后，无论自己怎么做都无法让妈妈开心。不管她做什么，妈妈都会指出缺陷和不足。由于这些经历，认为自己不够出色的这种信念就渐渐地在凯利心中生根发芽并变得根深蒂固了。为了摆脱这一问题所带来的阴影，凯利一直在各方面追求完美。当凯利认清了造成自己核心信念的原因之后，所做的转变尝试就变得更有针对性、更为简单了。她意识到自己一贯都会尽最大的努力，这就足够了。请使用下面的表格来帮助你转变自己的核心信念。

转变核心信念追踪表

请在表格第一列中记录自己的核心信念。使用 0 ~ 100 来评价自己对于这一信念的相信程度。0 意味着你根本不相信这一信念,100 意味着你完全相信这一信念。在第二列中,请记录任何与该核心信念相矛盾的证据、事实,或是经验。基于所列的相关证据,修改并重建自己的信念,以便使之更加准确现实,更为灵活。然后使用相同的方法对这一新的信念进行评级。现在,你已经能够持有一个更具平衡性的观点了,请使用上述相同的方法来评价自己对最初信念的相信程度。最后,在剩下的一列中,请将任何你认为导致自己原始核心信念产生的重要因素(儿时、家庭,以及生命中的经历)记录下来。

核心信念等级(0 ~ 100)	证明核心信念错误性的证据	修改后的核心信念评级(0 ~ 100)	对自己最初的信念进行重新评级(0 ~ 100)	导致核心信念生成的因素

第9章 应对自我伤害、冲动行为以及物质滥用问题

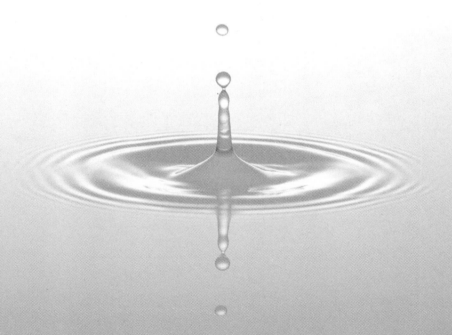

▼
▼
▼
▼
▼

研究表明患有暴食症的人通常还会受到其他问题的困扰，包括自残行为、冲动或不计后果行为、物质滥用问题、抑郁，以及焦虑症（Mitchell，et al. 1986）。在本章中，我们将会探讨一系列涉及冲动和欲望的行为，包括自残、冲动或不计后果的行为，以及物质滥用。请注意：如果你发现自己正在伤害自己，或者感觉到不能够控制不健康的行为冲动，抑或是发觉物质滥用问题控制了自己，那么你可能需要寻求其他帮助。我们希望本书能够帮助你加深对这些问题的关注度。

在你的阅读过程中，如果发现某些部分所阐述的内容对你而言不存在任何困扰的话，那么请跳过这些部分。如果本章中所有的内容对你而言都无关紧要的话，那么你也可以直接开始阅读下一章。

自残行为

自残行为是指任何当事人用以伤害或是损害自身的行为。最常见的自残行为是割伤皮肤（手腕、手臂、胃部，以及腿部）（Favazza，Conterio，1988）。不常见的自残形式包括烧灼、破坏伤口使其无法恢复、撞击、咬、抓痕，以及拔掉头发。这些行为可能会影响手臂和手、脸，以及腿部；某些人还会因此损害自己的生殖器官。患者通常会反复进行自残行为，他们没有自杀冲动，所导致的伤害也并不严重。很多患有暴食症的人通常也会采取一些自残性行为（Favazza，DeRosear，Conterio，1988）。一项研究发现 137 名患有暴食症的女性当中有 34.3% 会进行自我伤害行为。那些有自残行为的人群通常经历过创伤性事件；上述 137 名患者中，有一半的人在患上进食障碍症之前就存在自我伤害的行为了（Paul，et al. 2002）。

人们通常会因为各种原因而进行自残行为，包括减少分裂感以求感觉更踏实或"真实"、应对抑郁性情绪以及创伤后遗症（Briere，Gil，1998）。其他的功能包括减少愤怒和罪恶感、自我惩罚、减压、将情感上的痛苦转化为身体上的痛苦，以及结束令人不舒服的感觉（Paul，et al. 2002）。事实上，自残行为可以同时发挥多重功效（Suyemoto，1998）。请参看下面的例子。

今年23岁的茉莉自青少年时起就一直与暴食症做着不懈的斗争。最开始时，为了表示对自己塑造理想身材能力的缺乏的不满，她会采用割伤皮肤的方式来进行自我惩罚。通常她会割伤自己的手臂和大腿上的皮肤，这类行为可以使她感觉自己做了一些有用的事情，并且对相关状况拥有一定的掌控力；这类行为还可以使她暂时停止对自己极端的憎恨感和憎恶感。茉莉每个月都会进行几次自残行为，引发这些行为的原因随着时间的推移在不断地发生着变化。茉莉发现每当限制自己的饮食时，她就会感觉情绪麻木。她完全不能对任何事情产生兴趣。当男朋友表达亲密感时，她感觉很疏离，虽然她也想能够和男友分享这种亲密的感觉，但是却无法做到。为了应对这种情感上的麻木状态，茉莉采取了割伤自己的方式，以求能够感知一些事情。她将割肤时的感觉描述为是证明自己还活着、还能感知事物的一种信号。对于茉莉而言，自残能够提供多重功效，包括回避痛苦的感情、自我惩罚及应对麻木感。

辨识诱因

自残行为可以被用作回应各种诱因的一种应对策略：

- 人际关系的失败（例如，朋友取消了与你的约会）可能会导致自残行为，当事人会使用该类行为来应对遗弃感和孤独感。
- 强烈的情感，例如极端紧张、焦虑、愤怒，以及害怕，可能会引发自残行为。因为这类行为所带来的感觉可以分散上述各种强烈的情感，而不再直面这些情感可以使应对它们看起来更为容易。
- 分裂感、麻木感，或"不能感知任何事情"可能会诱发当事人进行自残行为，他们采取这类行为以使自己能够重获感知能力、证明自己还活着、感觉更踏实或"真实"。自残可能会导致精神上的分裂感，这类行为能够为当事人提供一时的舒缓。

- 自残行为可以满足自我惩罚，或是表达罪恶感以及其他情感的需要。
- 最后，就像你可能将进食障碍症当做是掌控自己人生的一种方式，自残行为也可能被用作是增强自我掌控感的一种方法（Suyemoto，1998）。

自残行为所带来的后果

在进行自残行为之后，有些人能够立刻感受到解脱和平静。而对另一些人而言，可能还会对自己的所作所为心生罪恶感或是自我厌恶感。自残行为还会给当事人生理上带来一些影响，包括伤口、伤疤及感染的危险这类对于身体的损害。

你是否进行了一些自残行为？

_____

_____

_____

你进行这类行为的频率高吗？

_____

_____

是什么因素导致你进行自残行为？

_____

_____

_____

_____

自残行为在你的生活中发挥了怎样的功效？

_____

_____

你所进行的自残行为带来了怎样的后果？

_____

_____

_____

_____

自残行为对于你对未来的目标和自己所看重的各个方面有着怎样的影响？

_____

_____

_____

_____

你还可以采取其他哪些更为健康的方式来满足自己的需要或是替代自残行为的相关功能？

_____

_____

_____

_____

改变的策略

在这一部分中，我们提供了一系列不同的策略，你可以使用它们来帮助自己停止自残行为以及克制自残冲动。最好是对每一种方法都进行一番尝试，以便找出最适合自己的那种。除了使用我们下面即将阐释的策略之外，你还可以参看第 5 章中所提及的应对策略。为了避免进食障碍症状所练习的一些应对策略同样也可以用来克制自残性的冲动。

解决问题之道

减少自残行为的一种行之有效的策略是被称为解决问题的技巧（Townsend，et al. 2001）。这种技巧不仅可以用来克制自残冲动，还可以用来帮助解决你所面临的其他的问题。这种解决问题的技巧的基本原理是：生活中的问题会导致消极和不愉快情感的生成、心理上的压力，甚至是生理上的一些症状（紧张、失眠、头痛等）。通常情况下，你会关注于这些问题所带来的影响（情感和生理上的后果），而忽视了问题本身。通过采取更为有效的应对策略，你会发现这些问题对自己情感和生理上所带来的影响将得以减少。

解决问题的技巧涉及以下几个步骤，这些步骤是由 Mynors Wallis 以及 Hegel（2000）提出的：

第一步，制订一个问题清单。请将所有你正面临的问题记录下来。这些问题可能涵盖了不同的方面，如，你与爱人之间的关系、与家人之间的关系、与朋友之间的关系、经济状况、健康状况、工作或学校生活相关的状况、住房，以及法律事务等。

第二步，选择一个具体的问题来探讨应对之策。你的问题清单可能看起来让人觉得是难以应对的，因此请提醒自己，你将分批分步骤来解决它们。审视一下自己的清单并选出自己首先想要解决的那个问题，通常这个问题给你带来的困扰最大。

第三步，设定一个目标。现在请为自己设定一个目标。首先思考以下问题：如果不存在这个问题，你的生活将有何不同？你将会有何不同？这些问题的答案会帮助你设立自己的目标，因为你肯定想使自己的目标尽可能地明确。如果目标很晦涩（如"我想要更好的感觉"），那么你将很难找到实现该目标的方法。所制订的目标必须是可以实现的。

第四步，开动脑筋。现在你已经有了一个明确的目标，请花些时间来思考为了实现这一目标所应当采取的解决之道。请不要对自己的解决方法作出任何评判，只需要将自己的想法如实记录下来即可。在下一步骤中，你将对

第9章 应对自我伤害、冲动行为以及物质滥用问题

每一种想法进行评估。

第五步，选择一种解决之道。审视自己的解决之道列表。是否有一种方法值得最先进行尝试呢？

第六步，制订一个计划。选定了准备进行尝试的解决问题的方法之后，接下来你所需要做的是制订一个清晰的计划。你将采取哪些步骤来完成这一计划的制订呢？

第七步，将计划付诸实施。现在可以将所制订的计划付诸实施了。

第八步，评估相关结果。一旦你实施了自己的计划，有必要花费一些时间来分析思考一下相关结果。你是否已经达成了自己的目标？是否还需要尝试另一种解决方法？你需要为过程中所出现的阻碍制订应对计划吗？如果你已经成功地实现了自己的目标，那么就可以开始着手准备解决下一个问题了。后续问题的解决步骤自第二步开始。

我们已经设计了一个问题解决追踪表来帮助你练习这一技巧。你所面临的某些问题可能是无法解决的（例如某种关系的破裂或是慢性疾病）。这种情况下，如果你能够聚焦于这类问题给你生活所带来的影响的话，就仍然可以使用上述问题解决技巧。以下的例子可以说明这种技巧是如何帮助你克制自残冲动的。

一天晚上上床就寝前，茉莉（本章之前曾提到过）产生了很强烈的自残冲动。她并没有马上屈服于自己的冲动，而是开始着手填写问题解决追踪表。当思考生活中近期正在发生的事以及当天自己的经历时，她意识到自身存在很多之前没有意识到的问题，这些问题给她带来了极大的压力。茉莉正计划着和男朋友同居，但是却不确定自己是否真想这么做。她的男朋友最近刚失业了，这使得她更加不确定他们应当何时实施同居计划，并担心两人无法养活自己。由于和老板之间存在一些矛盾，茉莉觉得自己在工作方面也承受着一定的压力。同时她还承受着来自家人的压力，因为最近父母总是不断地监视她的饮食。将自己生活中所发生的这些事情梳理一番后，茉莉对于造成自己产生自残冲动的诱因有了更清楚的认知。她将自己所面临的问题以书面形式记录了下来：

- 和男朋友同居这件事的具体细节还有待商榷；

- 对于搬去和男朋友一起住这件事本身也不确定（担心这一举动会影响两人之间的关系）；

- 对于同居这一举动是否能够顺利进行心存疑虑；

- 由于和老板之间存在矛盾，工作方面需要承受一定的压力；

- 由于父母不断监视自己的饮食，在家庭方面也承受着压力。

茉莉认为对她造成最大困扰的问题是不确定和男友同居这件事将会对双方之间的关系产生何种影响，她将这定为自己首先需要解决的问题。她所制订的目标如下："下周能对同居这件事有个更为清晰的认识。"茉莉的目标十分明确，她想弄清楚自己的真实想法，并决定在接下来的一周内致力于实现这一目标。

问题解决技巧的下一步是为实现自己所确定的目标而思考所有可能的解决之道。茉莉思考了一下的解决方法：

- 向男朋友倾诉自己的情感；

- 向最要好的朋友倾诉自己的情感；

- 在日记中记录自己的情感。

茉莉决定首先将自己的情感以日记的形式书写下来，以便能够将发生在自己身上的事情梳理一番。然后她会和男朋友推心置腹地交谈一番以求获得他的支持。

茉莉的计划如下：

- 在就寝之前记录下自己情感；

- 第二天下班后将自己所记录的内容重新阅读一遍，如果有必要还可以对之进行补充；

- 打电话给男朋友并计划周末一起讨论有关同居的事情（计划带上狗狗们一起去散步，这样我们就能够有时间私下讨论这件事情）。

一旦茉莉将此计划付诸实施，她将会对自己为了实现目标所采取的解决方法进行一番评估。如果仍然感觉自己没有达成目标，那么按照她的计划，将会和最要好的朋友进行交流。在使用问题解决追踪表之后，茉莉觉得自己

第9章 应对自我伤害、冲动行为以及物质滥用问题

的情绪变得较为积极了，对于自己所面临的挑战也有了一个更为清晰的认识，并且对自由有能力掌控和应对发生在自己身上的事项感觉良好。茉莉觉得自己之前想要自残的冲动已经消退了，怀抱着轻松的感觉，她上床睡觉了。

问题解决追踪表

1. 制订一个问题清单。列出当下存在于你生活之中的问题：

_____

_____

_____

_____

2. 选取一个具体的问题来加以解决。审视上述问题清单，你最想解决的是什么问题？

_____

3. 设定一个目标。设定一个与该问题相关的目标。你希望自己的生活出现何种变化？如果这个问题不存在的话，那么你的处境将会有何不同？请制订一个具体并且现实的目标。

_____

4. 思考。记录所有可能的解决之道。

_____

_____

_____

_____

5. 选择一个解决之道。请审视上面所列的解决问题的办法并选择其中之一。如果你觉得自己不知道如何进行抉择的话，可以思考每种方法的利弊。

_____

_____

6. 制订一个计划。你如何将自己所选的解决办法加以实施？需要采取哪些步骤？所订的计划必须尽可能地具体。

_____

_____

_____

_____

_____

7. 将所订的计划付诸实施。

_____

8. 评估相关结果。你的计划实施情况如何？在实施过程中是否出现阻碍？你的目标是否已经实现？

_____

_____

_____

_____

9. 你下一步的计划是什么？

_____

_____

自我安抚

强烈的情感通常是催生自残冲动的诱因，因此减少自残冲动的一种策略是找寻其他可以舒缓自己的情绪、使自己平静下来，并且能够减少痛苦情感的途径。对你而言，哪些想法或是行为是可以用来进行自我安抚的呢？设想一下，假如一位朋友感觉很糟糕并且希望找到一种可以使自己的心灵得到舒缓的途径，那么你将会给他提供何种建议呢？请考虑使用以下的自我安抚。

自我安抚的想法。下一次当你感觉很糟糕并产生了想要自残的冲动时，请尝试下面所列举的方法之一。如果过去你曾经使用过一些安抚性想法的话，那么请将它们记录在下面的空白栏处，或者尝试为自己创造另外一种新的自我安抚型想法。

- 这些可怕的感觉终将会消退。
- 我是一个很好的人。
- 有强烈的情感并没有什么不好。
- 我对自己感觉很糟糕并不就真的代表我是一个差劲的人。
- 我很强大。
- 我可以应付这些问题。
- _____
- _____

自我安抚的行为。做一些使自己感觉到惬意的事情也可以帮助你缓解自残的冲动。请尝试下面所列出的行为。如果过去你曾经使用过一些安抚性行为的话，那么请将它们记录在下面的空白栏处，或者尝试为自己创造另外一种新的自我安抚行为。

- 用日记的形式将自己的情绪记录下来。
- 洗个澡。
- 花时间照顾自己的宠物。
- 将自己的精力用于某种富有创造性的事项上（如，画一幅画、写一首诗）。
- 去户外散步，将注意力转移到周围的大自然上。
- 和一位好朋友取得联系。
- 观看一部有趣的电影或是一档有趣的电视节目。
- _____
- _____
- _____

运用意象导引。另外一种用于自我安抚的策略是意象导引。意象导引是指将注意力聚焦到能够给自己带来舒适感和放松感的意象之上，并尽可能地使这类意象生动起来。这种技巧通常是在治疗师的带领下或是有专人一步步进行指引的情况下来加以运用的，其间必须合上双目。

对于患有暴食症的女性而言，意象导引已经被证实可以有效地为她们提供自我安抚（Esplen，Gallop，Garfinkel，1999）。你可以通过以下练习来尝试使用意向。请对着运行的录音机大声地将该练习方法朗读出来。朗读时请尽量放慢语速并保持声调平缓。然后你就可以找个舒服的位置坐下来并放松自己的身心，然后使用录音机中回放的录音来指引自己进行所喜欢的意象练习。

请找一处安静的地方并使自己全身放松。闭上双眼。现在请注意你的呼吸。每一次吸气，纯净的空气都会使你的精神平静下来。每一次呼气，你的压力和紧张情绪都将得到释放。慢慢地吸气，一、二、三；慢慢地呼气，一、二、三。然后再慢慢地吸气，一、二、三；慢慢地呼气，一，二，三。当你持续以这种放慢的频率进行呼吸时，你的呼吸会变得深邃舒缓。请继续拉长你的呼吸。每一次吸气，空气都会将你身体中的压力聚集起来；每一次呼气，体内的压力和紧张情绪就会通过你的手臂和双腿释放出去。你身上所有的肌肉都感觉到温暖和放松。

现在，请搜索自己的记忆库，将你的生活片段看作是一本照相簿中的一张张照片。审视自己记忆中的照片直至你找到自己生命中那张让人感觉到安宁、满足、安全，以及愉快的快照。这可能是你单独在某个地方度过的时光，也可能是你同他人或你所爱之人在一起度过的时光。这张快照可能是和某一次假期或是你生命中平常的一天相关的，它只需要延续一刻。

如果你感到自己无法获取这类快照的话，那么可能需要将时间再往前推移，回到你的青少年时代。如果至此仍然无法获得上述类型的快照的话，你可以自己进行创造，想象自己正身处世界上你最想去的地方。

现在请假想自己正处于快照中所描述的那一时刻。你周围在发生着什么？你和谁在一起？你看到了什么？那一刻你的感想是什么？请感受那一刻自己的快乐情绪，感受包围着你的温暖爱意，感受身处那一特定地点所带来的安全感，请放任自己去感受放松的感觉，不要存有任何的思虑。让感觉自由漂流。你听到了什么声音？如果身处户外的话，你可能会听到鸟儿歌唱，树叶在风中轻吟，或者是浪花拍打着海岸的声音。如果你身处室内，你可能会听见猫咪呜呜的声音，笑声，或是雨点敲打着屋顶的声音。你能够闻到什么味道？空气闻起来如何？请让爱的温暖将你紧紧包围。你周围的环境如何？如果有阳光的话，请感受阳光照射到你脸上时的那份融融暖意。如果室内有壁炉的话，请用双手去感觉炉火所散发出来的温暖。让自己尽情享受这一刻吧。当你沉浸在这一美好的时刻时，压力和紧张情绪都将消失不见，取而代之的是你脑海中的意象所带来的温暖、舒适，以及安全感。

在你沉浸于自己所营造的意象之中时，请继续保持缓慢、有规律的呼吸。每一次吸气，纯净的空气都会舒缓你的灵魂。每一次呼气，你的压力和紧张情绪都会得到释放。慢慢地吸气，一、二、三；慢慢地呼气，一、二、三。然后再慢慢地吸气，一、二、三；慢慢地呼气，一、二、三。当你持续以这种放慢的频率进行呼吸时，你的呼吸会变得深邃舒缓。请继续拉长你的呼吸。每一次吸气，空气都会将你身体中的压力聚集起来；每次一呼气，体内的压力和紧张情绪就会通过你的手臂和双腿释放出去。你身上所有的肌肉都感觉到温暖和放松。请继续使自己保持这种状态，记住自己的身体在这一刻的感受。只要你需要，这一刻永远会在那儿为你而停留，给你带来舒适和平静。让自己尽情享受这一刻吧。当你感觉到已经准备好了的时候，就可以使自己的思想慢慢回归到实际所身处的地方并睁开双眼。你所获得的美好以及放松的感觉将会陪伴你一整天。

经常进行这种练习可以帮助你掌握随时安抚自己的技巧。通过回忆自己在练习过程中的感觉，你将能够得到自我安抚。我们推荐你至少每天进行一次这种练习。如果在练习过程之中有其他的想法在你的脑海中浮现也无须担心。这是正常的。你只需使自己的思绪自由飞翔，如同开车行驶在乡间道路上一般。随着思绪的不断涌现，你需要将注意力集中到正在进行的练习之上。同样地，如果你在进行这项练习的时候感觉到焦虑，那么请甩掉焦虑感并将自己的注意力转移到练习中来。

直面自己的情绪

应对自残冲动的另外一种策略是对自己的情绪进行更为直接的管理。第8章中当我们探讨对自己情绪的辨识和应对之道时所提及的练习和建议在此可以为你提供一定的帮助。

与他人进行沟通

当你周围有很多人时，通常是不可能进行自残行为的。当你感觉到有自残的冲动发生时，一个好的策略是与他人进行沟通。可以给家人打电话、与朋友在一起，或是到一个公共场所。这可以帮助你平复自己的冲动并减少向冲动屈服的机会。

转变想法

这里，你也可以通过转变自己的想法来改变自己的感觉。请参看下面的例子。

自残想法	真实情形
伤害自己是获得解脱的唯一途径。	伤害自己是一种可以让我获得暂时解脱的办法，但是还有其他的方式也可以帮助我达到这种效果。我可以尝试自己所学到的策略。它们可能并不能像自残那样带来立竿见影的效果，但是从长期来看，这些方法对我而言更健康。
那些可怕的感觉将永远挥之不去。	虽然这些感觉看起来好像将会永远存在，事实上我知道它们终将消退。以前我也有过类似的经历，但是最终都能够挺过去。这次我也能够战胜自己。

第9章 应对自我伤害、冲动行为以及物质滥用问题

这些糟糕的感觉太过强烈以至于我无法应对。	有强烈的感觉并不意味着我就一定会被击倒。通过尝试其他健康的应对策略,我有能力应对这一情形。
我很令人憎恶,应该受到惩罚。	感觉自己令人憎恶并不意味着我就真的如此不堪。以前也发生过不好的事情使我产生过类似的感觉。我永远都不会因为一位朋友对自己感觉很糟糕就认为她应当惩罚自己。我也不能这样对待自己。
麻木感使我觉得像是已经死去一般。	我感觉麻木是因为没有进食足够分量的食物,并且我疲于应对一些发生在我身上的痛苦经历。我产生麻木感是有原因的,我可以采取更为健康的步骤来使自己得到情绪上的解脱,例如使饮食习惯正常化,并学习应对自己的情绪。

环境控制

请按照以下步骤来为自己打造一个安全的环境。如果你使用物体来伤害自己的话,那么请确保将该物体放置于你无法触及的地方或是将其处理掉。例如,凯伦经常使用一把美工刀来割伤自己,因此为了避免自残行为的发生,她必须确保家中没有这种美工刀。

使用应对自残行为追踪表来记录你的冲动、监控相关诱因(情形、情绪),并从自己的经历之中获取经验教训。

应对自残冲动追踪表				
当你产生自残的冲动时,请填写本表格。记录引发冲动的情境或事件。请使用0(毫无感觉)~100(极端)来对自己的感觉以及每种情绪的强烈程度进行评级。你脑海中都产生了哪些想法?你将使用何种策略来克服自己的冲动?然后请将冲动的结果(你屈服了吗?你安然度过了吗?冲动从发生到消退经历了多长的时间?你现在感觉如何?)记录下来。				
情　境	情　绪	想　法	策　略	结　果

情　境	情　绪	想　法	策　略	结　果

冲动行为

　　暴食症会增加不计后果或者冲动性的行为的发生几率，导致患者在没有考虑风险以及后果的情况下就采取行动（Bell，Newns，2002）。冲动性行为包括自残行为（上面已经提及）、酗酒和滥用药物、高风险的性接触、强迫性购物症，以及偷窃行为（Lacey，Evans，1986）。这些行为发生的时候通常伴随着失控感；压制此类行为的努力通常会为当事人带来强烈的消极情感以及不适感。

　　引发冲动行为的诱因因人而异。也有可能和上面引起自残行为的一般诱因相似，包括一段关系的破裂，被抛弃感和孤立感，诸如极端紧张、焦虑、生气、害怕之类的强烈情感，感觉与自己以及周围事物存在着一种分离感，感觉麻木或者"毫无感觉"，或存在宣泄情绪的需求。

　　应对自己冲动行为的第一步就是对这类行为进行仔细分析。请使用下面的表单作为指引。

功能分析追踪表

　　1. 请思考自己最近所进行的冲动行为（例如，酗酒以及滥用药物、服药过量、高风险的性接触、强迫型购物症或是盗窃行为）。哪些诱因（情绪、想法或是情形）使你产生了进行冲动行为的想法？

_____

_____

_____

2. 请将你的冲动行为细分为一些单独的步骤并记录下来（例如，偷窃：
离开房间、开车去商场、进入商店、到处转悠直至找到自己感兴趣的东西、
四下打量看有没有人注意自己、将该物品放入自己的外套、离开商店）。

第一步：_____ 　　第六步：_____

第二步：_____ 　　第七步：_____

第三步：_____ 　　第八步：_____

第四步：_____ 　　第九步：_____

第五步：_____ 　　第十步：_____

3. 该行为带来了何种情绪以及生理上的后果？后果可能有好有坏。这些
后果可以分为直接后果（包括获得刺激、感觉更好、逃避痛苦的情绪）、潜
在性后果（可能会被抓住、可能会毁掉自己的人生），以及长期性后果（感
觉糟糕、感觉失控、担心冲动行为会影响自己的工作和人际关系、羞耻感），
你必须对之加以辨识以求获得更清晰的了解。请按照这些分类来审视所出现
的各种类型的后果。

直接后果：

_____

_____

_____

潜在后果：

_____

_____

_____

长期后果：

_____

4. 冲动行为是否会影响你对未来的价值观和目标？

———————————————————————————

———————————————————————————

———————————————————————————

通常一种行为可能好像是自然发生的一样，你根本就不觉得自己有能力去制止它。一旦该行为开始了，你就会感觉欲罢不能。然而，如同我们已经讨论过的那样，你可以通过其他的方式来帮助自己使该行为无法完全进行。早先，你已经将自己的冲动行为分解成小的步骤并且记录了下来。在进行任何一步时，你可以选择终止并使自己的注意力转移。当你以这种心态看待自己的行为时，便可能终止正在进行的冲动行为并掌控全局。针对每一个小步骤，请记录为了阻止事态的进一步发展，在那一刻你将会采取的行动。可能会存在很多种选择，你可以为每一步写下尽可能多的选择。

步　骤	其他的选择
1.	
2.	
3.	
4.	
5.	
6.	
7.	
8.	

其他的应对策略

你为了避免进食障碍症状所学过的很多应对策略也可以用于帮助你克服冲动行为（见第 5 章）。你为了避免自残行为，也学习过一些应对策略，你同样可以使用这些策略来应对冲动行为。如果你没有阅读那一部分，那么请花些时间研究一下该部分中所提出的策略，并思考你将采取哪些策略来克服自己进行冲动行为的思想（问题解决法、自我安抚、处理情绪、转变想法、加强与他人的交流，或者环境控制）。

物质滥用

研究表明暴食症患者中约有百分之五十的人存在物质滥用问题（Lilenfeld，et al. 1997）。暴食症患者通常会加以滥用的物质包括酒、刺激剂（减肥药物或食欲抑制剂）、泻药、利尿剂以及非法或消遣性药品（Mitchell，Pomeroy，Huber，1988）。在本部分中，我们还会提供一些策略来帮助你纠正自己的物质滥用问题。关注于自己对自己进行帮助的策略可以协助你改正较为轻微的酗酒或滥用药物之类的问题，但是更为严重的酗酒、滥用药物或上瘾问题可能需要向专业人士寻求帮助。如果你认为自己需要专业帮助，请拜访自己的家庭医生，倾听他的建议，以便得到有效的服务或找到合适的治疗机构。

你酗酒吗？

在我们所处的社会中，饮酒这一行为是为大家所接受的。大多数庆祝场所或是特殊时刻都会使用酒类，饮用佐餐酒或是将酒水当作餐后饮品也是很常见的。如果饮酒是一件正常的事情的话，那么你如何才知道自己是否存在酗酒的问题呢？请完成下面的饮酒行为检测表，该表是根据美国精神医学学会 2000 年所发表的《精神疾病的诊断和统计手册》（*DSM-IV-TR*，美国心理学会，2000）中所规定的酗酒以及成瘾标准创建的。

饮酒行为检测表

请回答下列问题，根据具体情况在"是"或"否"下面作上"×"的标记。

		是	否
1.	你的饮酒行为是否影响了你有关工作、学习或是家庭方面的日常生活（经常旷工或逃学，忽视家庭责任）？		
2.	你是否在会造成危险的情况下饮酒（边开车边喝酒、边操作机器边喝酒）？		
3.	你的饮酒行为是否连累你负上了法律责任（由于酩酊大醉而被捕）？		
4.	你的饮酒行为是否影响了自己使饮食习惯重归正常化的努力（以饮酒代替进食）？		
5.	你的饮酒行为是否影响到了自己的人际关系（与家人发生争执、人际关系紧张）？		
6.	你是否需要不断地增加饮酒量以使自己达到大醉的程度？		
7.	你是否注意到如果仅仅饮用往常分量的酒水的话已经无法达到同等程度的大醉了？		
8.	如果减少饮酒量，你是否会产生脱瘾症状（流汗、心跳加速、发抖、失眠、恶心、坐立不安、焦虑）？		
9.	你是否经常超计划饮酒？		
10.	你的饮酒时间是否经常超过了预定的计划？		
11.	你是否多次尝试控制或是减少自己的饮酒量？		
12.	你是否尝试戒酒未果？		
13.	你是否花费很多时间饮酒或是宿醉？		
14.	你是否因为饮酒而错过了很多重要的社交或休闲活动？		
15.	你的饮酒行为是否导致或恶化了自己生理或心理上的问题？		
16.	你是否有过暴饮经历（一次饮五份或是更多份量的酒）？		
17.	你的饮酒行为会经常引发进食障碍症状吗（节食、暴饮暴食以及催吐行为）？		

　　如果针对上述表格中的每一个问题，你的回答都是"是"的话，那么你的饮酒习惯很有可能存在问题。你可以使用本章中我们所建议的策略来尝试改变自己的饮酒习惯。如果这对于你而言太困难，或是你无法自己减少饮酒量的话，那么意味着你可能需要寻求额外的帮助。

你是否会服用非法药物或是消遣性药物？

研究表明暴食症通常会与滥用药物等问题同时发生（安非他明、巴比妥类药物、大麻、镇静剂、迷幻剂，以及可卡因）（Wiederman，Pryor，1996）。食欲抑制剂可能是导致非法药物使用的一个因素（Jonas，et al. 1987）。例如，辛迪称自己使用可卡因的主要原因是它可以帮助自己控制体重。在下一部分中，我们将讨论药物在你的生活中所发挥的不同功用。首先，请完成药物使用行为检测表，该表是根据美国精神医学学会 2000 年所发表的《精神疾病的诊断和统计手册》中所规定的物质滥用以及成瘾标准创建的。

药物使用行为检测表

请回答下列问题，根据具体情况在"是"或"否"下面作上"X"的标记。

		是	否
1.	你的药物使用行为是否影响了你有关工作、学习或是家庭方面的日常生活（经常旷工或逃学，忽视家庭责任）？		
2.	你是否在会造成危险的情况下服用药物（开车时、操作机器时）？		
3.	你的药物使用行为是否连累你负上了法律责任（由于受药物影响而进行了非法行为从而被捕）？		
4.	你的药物使用行为是否影响了自己使饮食习惯重归正常化的努力（例如，以服药代替进食）？		
5.	你服用药物的行为是否影响到了自己的人际关系（与家人发生争执、人际关系紧张）？		
6.	你是否需要不断地增加用药量以使自己达到迷醉的程度？		
7.	你是否注意到如果仅仅服用往常分量的药物的话已经无法达到同等程度的迷醉了？		
8.	如果减少服药量，你是否会产生脱瘾症状（流汗、心跳加速、发抖、失眠、恶心、坐立不安、焦虑）？		
9.	你是否经常超计划服药？		
10.	你的服药周期是否经常超过了预定的计划？		
11.	你是否多次尝试控制或是减少自己的药物服用量？		

		是	否
12.	你是否尝试摆脱药物控制未果？		
13.	你是否花费很多时间服药或是应对服用药物所带来的影响？		
14.	你是否因为饮酒而错过了很多重要的社交或休闲活动？		
15.	你的饮酒行为是否导致或恶化了自己生理或心理上的问题？		
16.	你的服药行为会经常引发进食障碍症状吗（节食、暴饮暴食以及催吐行为）？		

　　如果针对上述表格中的每一个问题，你的回答都是"是"的话，那么你的用药习惯已经成为了一个严重的问题。

暴食症和物质滥用

　　正如进食障碍症被看作是一种不健康的应对策略，药物滥用也可能是由于想要应对某些情况而采取的行为。人们可能会为了各种各样的原因而染上物质滥用的问题：

- 避免进食；
- 控制体重；
- 压制食欲；
- 应对压力；
- 逃避消极情感；
- 逃避问题；
- 让自己感觉好起来。

你是否也有物质滥用问题？如果有的话，具体表现如何？

_____

_____

_____

你使用该种物质的频率和分量如何？

_____

第9章　应对自我伤害、冲动行为以及物质滥用问题

179

_____

_____

你使用该物质帮助你应对什么状况？

_____

_____

使用药物给你带来了怎样的良性或恶性后果？请考虑以下方面：时间，成本，对人际关系的影响，对目标实现的影响，对于工作或学习表现的影响，对于身体健康的影响，以及对于心理健康的影响。

好　处	坏　处

你的物质使用行为所带来的坏处与好处分别有哪些？

_____

_____

从何处开始着手

如果想要摆脱暴食症的困扰的话，就需要使自己的饮食习惯变得正常健康，并辨识清楚那些导致进食障碍的因素。而物质滥用不仅不能够帮助你摆脱上述困扰，还会使相关病症变得更为严重；它甚至还会掩盖你努力想要应对的重要事项。如果你不能够彻底戒掉这一坏习惯的话，至少可以尝试逐渐减少其发生的频率。请使用下面的物质使用追踪表来帮助你保护自己业已取得的胜利果实。在填写之前请将该表复制多份，以便在今后有需要时使用。或者，你也可以以日记的形式来重新创建一份监控表格。

物质滥用监控追踪表

请为接下来的一周设定一个目标，该目标必须表明你所能够承受的物质使用的极限。请通过记录每天具体的药物使用分量来监控自己的物质使用情况。在一周结束时，请检查一下你的实际用药量和所制订的目标有无出入。以下所图表中所监控的用药量是在 0 ~ 20 这个范围之内的。如果你每天的用药量超过了 20（20 剂、20 片）的话，那么你可以为自己重新制作一份适合具体情况的图表。

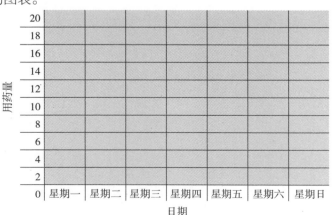

目标：_____

克服物质使用冲动

你可以使用之前学习过的所有应对之策来帮助自己克服物质滥用冲动。思考一下你将采取何种策略来应对这类冲动（问题解决法、自我安抚、情绪处理、转变想法、与他人进行交流，或是环境控制）。请记住，你必须保持一种开放的心态，并在决定某一策略是否有效之前先对其进行一番尝试。

第 10 章　对抗抑郁和焦虑

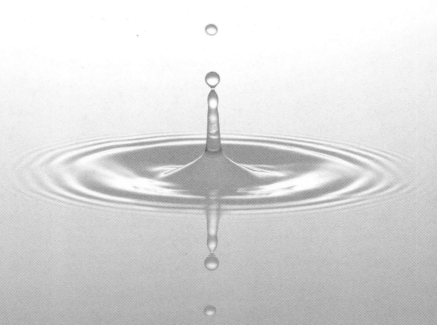

▼
▼
▼
▼

　　本章旨在帮助你辨识可能面临的与抑郁和焦虑相关的问题，并提供一些应对之策。很多策略是以过往所做过的工作为基础的。对于应对这些问题而言，本章是一个不错的开端。但是，如果你觉得自己的抑郁感以及焦虑感已经达到了无法控制的程度，或者如果你的情绪以及焦虑症状给自己带来了严重的痛苦，那么你必须寻求其他的专业帮助。

　　如果你觉得自己可以轻松应对本章中所讨论的某个问题，那么在阅读过程中可以跳过这部分内容。或者，如果本章中所有的问题都不会对你造成困扰的话，那么你可以直接开始阅读第11章。

抑　郁

　　暴食症患者在其治疗过程中，很有可能也会遭受抑郁症的折磨。当你抑郁时，一天中的大多数时候都会感觉到悲伤、情绪低落，这种状况会一直持续两周或更长的时间。你可能会发现自己对于以往喜欢的事物已经提不起任何兴趣，而以前喜欢做的事现在也不能给你带来任何快乐。例如，你可能不再喜欢和朋友一起出去玩，或者你也不再觉得欣赏电影或是阅读书籍是一种享受。可能还有其他的抑郁症状会伴随着抑郁情绪以及提不起兴趣的症状同时存在，包括：

- 食欲发生变化（比平时吃得多或是吃得少）；
- 睡眠不规律（比平时睡得多或是睡得少，很难入睡，或是很容易惊醒）；
- 觉得坐立不安或是行动迟缓；
- 缺乏能量；
- 感觉自己很没用；
- 很难思考或是集中注意力；

第10章　对抗抑郁和焦虑

●会有死或是自杀的想法（美国精神医学会，2000）。

这些症状中的很大一部分可能实际上是由你所患的暴食症引起的（食欲改变、难以入睡、无用感、难以集中注意力，以及缺乏能量）。对于患有进食障碍症的人而言，可能就是因为上述原因其抑郁症通常很难治愈。研究显示，30%～70%患有暴食症的人群通常更容易受到抑郁症的困扰（Lee，Rush，Mitchell，1985）。同时患有抑郁症和暴食症的人与仅仅只患有暴食症的人相比，通常会显示出对自己身体更为严重的不满情绪（Bulik，et al. 1996）。抑郁症状可能是导致对身体不满加剧的因素之一（Keel，et al. 2001）。

你的抑郁感可能在你患上暴食症之前就已经出现了；也有可能是在你患上暴食症之后才发生的。从相关研究中我们得知在大多数情况下，暴食症所涉及的进食障碍、清胃，以及对于体重和身材的过分关注会导致抑郁症的发生（Steere，Butler，Cooper，1990）。最好的方法是使你的饮食习惯恢复正常，杜绝进食障碍行为的发生，并观察这样做对自己的情绪会产生怎样的影响。通过上述的种种努力，你的抑郁症状可能会消失。如果你的抑郁感仍然存在，那么可能需要进行单独治疗。

掌控你的情绪

当感觉抑郁时，你不会再对曾经带给你快乐的事物持有积极态度了。你不仅会情绪低落，还会对做任何事都缺乏兴趣。而这种对人生不积极的态度又会使抑郁感变得更难消退。

行为激活

行为激活是一套用于治疗抑郁症的策略。这种方法使患者逐渐走出抑郁阴影并重新进行能够给自己带来快乐与享受的活动。以下的行为激活策略是基于Jacobson、Martell和Dimidjian在2001年的研究成果，请尝试使用这些策略来帮助自己改善情绪状况。

遵循正常的生活习惯。当你觉得抑郁的时候，可能会不愿意起床，更别提洗澡、做头发或化妆了，甚至会不修边幅，邋遢至极，这也可能导致你没有精力去在意自己的饮食习惯是否正常。这种杂乱的生活会使你有大把的时间来厌恶憎恨自己。获得较好感觉的第一步便是为自己的日常生活建立一种秩序。这意味着你需要按时起床、上班或是去学校、睡觉，以及进餐。

如果你一直等待行动的时机，这个时机可能永远都不会出现。事实上，改变自己的行为通常会使抑郁感得到缓解。一旦习惯了一种基本的日常生活秩序，你的情绪状况将会得到改善。请参看下面的例子。

莉莎一直感觉很抑郁，她发现自己经常睡到日上三竿才起床。起床后，她会觉得浑身没劲，如果不是必须要出门的话，她会一整天都穿着睡衣。出门前洗个澡对她而言就是件天大的难事，因为她不习惯于这么做。晚上，莉莎很难入睡，她会一直看电视直至在沙发上睡着为止。白天她几乎不怎么进食，但是到了晚上就会开始暴饮暴食。她不再做那些曾经喜欢做的事情，比如遛狗、阅读，或是画画。莉莎正在待业，但是对于找工作这件事，她想都不愿意想，也不更新自己的简历。莉莎对自己很不满，当想起自己一整天除了坐在沙发上之外，其他什么事情都没做时，她感觉更糟糕了。

如果想迎来积极的转变的话，莉莎需要做的第一件事情是为自己创建一种正常的日常生活秩序。她使用一份行动日志来计划自己的日常程序和活动，并发现这可以帮助她管理组织日常行为并保持充足动力。她无须思考自己什么时候应该做什么，只需要按照日志内容开展各项活动即可。莉莎也将过去自己喜欢做的事列入了这份行动日志之中（联系朋友、遛狗，以及画画）。她规定自己上午九点起床、午夜十二点上床就寝。在遵循这份行动日志一周之后，莉莎就感觉到自己的情绪有了轻微的改善，人也有活力、有精神多了。又过了一周，莉莎的睡眠质量也有了明显改善，而且她又重新开始享受自己喜欢做的事情了。莉莎觉得这份行动日志对于帮助自己保持正常的生活秩序十分有效。即便该日志中并未包括任何户外活动，但是莉莎已经开始每天洗澡并且做好各项准备工作，就像自己马上要出门一般。她发现随着时间的推移，自己的情绪得以持续改善，而抑郁症状则逐渐减轻了。

你也可以尝试使用行动日志，看看这种方式对你是否有效。请规定下列行为的具体时间并完成行动日志追踪表。

- 你每天起床、就寝的时间；
- 你每天进食（计划一天三餐）的时间；
- 你在上午、下午以及晚上将分别进行哪些活动；
- 每天做一件有趣的事情（你可能需要借助回忆以前曾经带给你快乐的事情来决定自己的具体计划内容）。

	行动日志						
请计划你一周中将进行的活动，包括基本的日常行为（起床时间、就寝时间、用餐时间及活动时间）。每天必须计划至少进行一种会给自己带来快乐的活动。							
	星期一	星期二	星期三	星期四	星期五	星期六	星期天
上午 8:00							
上午 9:00							
上午 10:00							
上午 11:00							
中午 12:00							
下午 1:00							
下午 2:00							
下午 3:00							
下午 4:00							
下午 5:00							
下午 6:00							
下午 7:00							
下午 8:00							
下午 9:00							
下午 10:00							
下午 11:00							
午夜 12:00							

注意自己的情绪变化。 遵循行动日志一周后，你需要观察行为上的改变带来了何种情绪上的变化。如果一天中的某些时候你感觉情绪低落的话，那么请回忆一下那些时候你正在做什么？你的生活之中发生了些什么事情？例如，莉莎计划将泡澡当成是一项有趣的活动来进行。但是，她注意到每当自己泡澡时，情绪就会变得更加糟糕。莉莎对这种情况进行了一番审视便找到了原因：自己在泡澡时就会不自觉地想起所有还没有做的事情。这样当然就无法享受泡澡这一过程了。应对这种情形有两种选择。一种选择是进行别的需要花费更多脑力的活动；另一种选择是专注于自己正在进行的活动，以便能够全身心地感受它。对于莉莎而言，这意味着在泡澡时有意识地抛开一切担忧。她会提醒自己这是一个放松的时刻，听音乐并享受这一过程才是自己应该做的事。换句话说，莉莎在洗澡过程中进行了正念练习。在莉莎看来，进行这项活动和享受这一刻是不同的。她现在已经能够在抛开抑郁想法的情况下来享受泡澡了。

当你发觉自己在一天之中的某些时刻会感到情绪低落时，审视一下自己当时的所思所想。然后使用所获得的信息来应对自己的抑郁情绪，使自己的注意力集中到周围正在发生的事上面，而不是纠结于头脑中的各种想法或是停留在过去的阴影之中。

尝试进行以前刻意避免进行的活动。 当你继续执行自己的行动日志时，请弄清你因为觉得自己没有那份能力所以一直避免进行的活动。请开始将这类以前刻意避免的活动纳入自己的行动计划之中。如果一直以来，你都避免参加社交活动，那么请开始尝试每周参加一次社交活动（拜访朋友、和朋友一起去喝咖啡、去当地社区中心、做志愿者工作）。你将会惊奇于这些活动所带来的积极后果。

挑战消极想法

你在第 6 章中所学的转变进食障碍想法的技巧最初是用于治疗抑郁症的（Beck，et al. 1979）。本章中所提出的认知策略是基于与之相同的来源以及 David Burns（1999）的研究成果之上的。该认知策略认为，你的感觉源自于你对周围所发生的事件所做的解释、所持有的看法，或是进行的分析（Beck，1964）。如果理解和想法以及信念是负面的，那么你就会感觉到抑郁。通过改变思考方式，你可以改变自己的感觉。

如果你觉得抑郁，那么有必要分析一下造成自己低落情绪的思想偏差。我们将已经讨论过的一些思想偏差罗列如下，还给出了一些通常和抑郁症相关的认知偏差。你是否也存在这类认知偏差呢？

- **情绪推理**：你感觉到某件事是真的，因此它就是真的。例如：你觉得自己是个失败者，因此你就是个失败者；或者你感觉自己失控了，因此你就失控了。

- **建立在磅秤上的自尊**：磅秤所显示的体重数量决定了你作为一个人的价值。例如：你对于自己的体重不满，因此感觉自己不配做人。

- **社会比较**：你将自己和他人进行对比，总是觉得各方面都比不上别人。他人都更苗条、更有魅力、更成功、更聪明、更会处理事情。例如：你去参加一个聚会，感觉很糟糕，因为别人看起来都比你苗条、有魅力。

- **感觉肥胖**：你感觉悲伤、绝望、沮丧、令人反感、可悲、丑陋、无用、无能、羞耻、孤独、崩溃、害怕，等等。例如：你和一对夫妇一起出去吃饭，感觉自己没有他们成功。你不断地"感到肥胖"，觉得自己没有食欲。内心深处你感觉自己十分没用。

- **想法极端**：你认为事情不是黑的就是白的，没有其他选择存在。例如：当你遵守了自己的饮食规定时就感觉很好，但是当你偶尔违反了规定时，就感觉很糟糕、很可悲。

- **改变自己的体重就可以改变自己的感觉**：你认为通过改变自己的体重便可以改变人生中其他的方面。例如：你感觉如果自己减掉几磅，自我感觉就会变得更好，生命中的一切都会美好起来。

- **严苛的自我评判**：使用绝对不会用来评判他人的消极方式来批评自己。例如：你认为自己"可悲"，是个"失败者"，因为你对于未来不确定。或者你认为自己是一头"猪"，"令人厌恶"，因为你吃了甜点。

- **不经思考便得出结论**：你不是基于事实而是基于自己的感觉来对他人的想法或是自己的未来做出一些假设。例如：你感觉自己的未来一片灰暗。或者你认为人们会以你看待自己的那种消极态度来对你加以评判。
- **只看得见消极面**：你总是关注于自己、他人以及未来的消极面，忽视了其他中性的或是积极的方面。例如：你感觉未来毫无希望，总是纠结于自己没有的而忽视了所有本该属于你的机会。你感觉作为人自己很失败，但是却忽视了你为他人和家庭所作出的一切贡献。

请读下面的例子，然后你可以使用一份思想监控追踪表来应对导致抑郁情绪的消极思想。注意：除了进食障碍症状之外，你可能还会产生自残冲动，或是进行不计后果的冲动行为，还可能会滥用物质（参见第 9 章）。如果情况如此，请将与这些冲动相关的感想和进食障碍症有关的感想一并记录下来。

思想监控追踪表			
感觉和冲动级别 （0～100）	情境/诱因	想　法	偏　差
抑郁（90） 绝望（80）	参加一个聚会,除了我之外,他人看起来都很成功并且充满自信。	我不知道应该怎样生活。事情不会有所好转。其他人都比我强。我很可悲。	以极端的方式进行思考 急于下结论 社会比较 严苛的自我评判/情绪推理
抑郁（90） 大受打击（85） 悲伤（80） 绝望（95）	想不到任何诱因。一起床就觉得很糟糕、很抑郁。	这种低沉的情绪将永远存在。我永远都不会感觉好起来。我无法应对这类感觉。我无法继续下去。我的人生一团糟。	急于下结论 以极端的方式进行思考 情绪推理 只看得见消极面
孤独（90） 无能（70） 悲伤（80） 绝望（60）	发觉自己的前男友又开始了一段新的恋情。	他的新女友可能比我更有魅力、更成功。永远不会再有人爱我。我将孤独终老。	社会比较 急于下结论 情绪推理 严苛的自我评判 以极端的方式进行思考 只看得见消极面

第10章　对抗抑郁和焦虑

思想监控追踪表			
在接下来的一周内,当你发现自己的情绪开始变得消极,或是产生了暴饮暴食、自残、鲁莽行为或物质滥用的冲动时,请使用本表格来监控你的想法。请记录自己的具体情感并使用0(毫无感觉)~100(极端)来对自己的每种情感强烈程度进行评级。记录当时自己脑海中的任何想法。审视你的想法并辨识其中存在的偏差并记录下来。请为每一种想法找出尽可能多的偏差。			
感觉和冲动级别 (0~100)	情境/诱因	想　法	偏　差

思想监控回顾

对自己的思想进行监控一周之后,请审阅思想监控追踪表,并找出你的情感和想法以及情境和诱因之间的联系。在这一过程之中你有何发现?

_____

_____

_____

在这些联系之中,是否存在某种规律?

_____

_____

_____

是否存在具有普遍意义的诱因或是情境?

_____

_____

_____

有哪些思想偏差是重复发生的？

_____

_____

_____

_____

　　如果你不知道如何回答上述问题或是无法辨识自己的想法或思想偏差，那么请继续监控一周。一旦你能够弄清楚具体情境和诱因与想法和情感之间的联系，辨识促使你产生抑郁情绪的问题性想法和想法偏差就会变得更加容易了。

转变消极思想

　　当你学会辨识促使自己产生抑郁情绪的思想偏差后，就可以按照第 6 章中所学的相同的程序来练习转变消极想法了。请记住，目标是开阔你的视野以便使你能够有一个更具平衡性、更现实的观点。当练习寻找更具平衡性的观点时，你将会注意到自己的抑郁感有所缓解，自我感觉更好。转变想法的技巧不会产生立竿见影的效果，但是通过练习，假以时日，转变你的消极想法并非是不可能的，而且你将发现自己不再轻易地向各种诱因屈服了。面对具体情形需要作出反应选择时，你自己也将会拥有一定的掌控力。

　　请使用转变消极思想追踪表来应对自己的消极想法。最好事先将该表格复制多份以备日后所需。无论何时，只要你注意到自己的情绪发生波动，或是产生了暴饮暴食、自残、鲁莽行为或物质滥用的冲动，就可以使用这一表格来加以应对。我们已经列出了一些例子作为参考。

　　注意：如果你无法找到针对某一情形所应该采取的替代性方法（"现实性的想法"）时，请询问自己以下问题：

- 没有患上进食障碍症的人将会如何看待这种情形？
- 没有情绪抑郁的人会如何看待这种情形？
- 如果有朋友知道我存在这类负面情感，他们将会给我何种建议？
- 我是否忽视了自己的优点？
- 如果有朋友处于相同的境地，我将如何劝说他？
- 这种思考的方式是否有用？
- 这种思考方式对我的生活产生了何种影响？

第10章　对抗抑郁和焦虑

转变消极思想案例					
感觉和冲动级别 (0～100)	情境/诱因	问题性想法	现实性的观点	对自己的感觉进行重新评级	结　果
抑郁(90) 绝望(80)	参加一个聚会,除了我之外,他人看起来都很成功并且充满自信。	我不知道应该怎样将生活继续下去。事情不会好有所好转。其他人都比我强。我很可悲。	我并非不知道该如何将生活继续下去。我有自己的想法,只是需要花一些时间来弄清楚自己该走的道路。我"以极端的方式进行思考",我没有做成所有的事并不意味着就一事无成,将我自己和他人进行比较对病症的康复并没有多大的帮助。他人在做些什么并不重要,我只需要关注自身即可。同样地,其他人看起来都很成功并不代表事实就真的如此。对于这些人可能面临的困难我一点都不了解。"可悲"到底是什么意思?我有很多被自己所忽视的优点。我永远都不会说自己的朋友"可悲",因此我也不应该这么描述自己。这里可能还有其他人也会对自己人生不满。关键点是我必须想办法让自己感觉好起来,而通过将这一切写下来我已经迈出了可贵的一步。	抑郁(50) 绝望(40)	我可以停止对他人的过分关注,将注意力集中于自己正在进行的交谈之中。虽然一些人面目可憎,但是我也遇到了一些很不错的人。原本预想这次聚会不会过得很愉快,但事实上我觉得自己还算开心。
抑郁(90) 大受打击(85) 悲伤(80) 绝望(95)	想不到任何诱因。一起床就觉得很糟糕、很抑郁。	这种低沉的情绪将永远存在。我永远都不会感觉好起来。我无法应对这类感觉。我无法继续下去。我的人生就是一团糟。	我不会永远情绪低迷。以前有过类似经历,这种感觉最终会消退的。我只需经受住这次考验即可。我感觉自己无法渡过这次难关并不意味着就真的无法取得胜利(这是情绪推理)。我将努力尝试使用在本书中所学到的一些策略来帮助自己转变消极思想。我太过关注消极面。我的生活并非无可救药,其实存在着很多好的方面,只是我现在一下子难以想起。我需要坚持正确的方向并努力前进。这些可怕的情感终将消失。事实上,同样的情况以前也发生过,那时我战胜了自己,因此这一次我也能够克服这一困难。	抑郁(60) 大受打击(65) 悲伤(50) 绝望(30)	联络一位朋友并计划一次出游,即使我并不是很情愿这么做。在这个阶段过去后,我的感觉将开始变得好起来。

转变消极思想追踪表

在接下来的一周内,当你发现自己的情绪开始变得消极,或是产生了暴饮暴食、自残、鲁莽行为或物质滥用的冲动时,请使用本表格来监控你的想法。请记录自己的具体情感并使用0(毫无感觉)~100(极端)来对自己的每种情感强烈程度进行评级。记录当时自己脑海中的任何想法。审视自己的思想并找出偏差。想办法应对偏差或是消极思想。然后对你的感觉进行重新评级(0~100),并将你应对具体情形或是诱因的结果记录下来。

感觉和冲动级别 (0~100)	情境/诱因	问题性想法	现实性的观点 (没有患上进食障碍症的人会如何看待这种情形? 如果有朋友知道我有这类负面情感,他们将会给我何种建议? 我是否忽视了自己的优点? 对于这一情形是否还可以使用其他的方式来加以解释? 如果有朋友处于相同的境地,我将如何劝说她? 这种思考的方式是否有用?)	对自己的感觉进行重新评级	结　果

转变消极思想回顾

当你练习应对自己的消极思想一周后,是否发现了一些对你而言特别有用或者有效的应对想法(例如,"我就是我自己","我的感觉并不等于事实","有这种感觉没什么大不了","我是一个有价值的人")?

第10章　对抗抑郁和焦虑

_____

_____

_____

你是否发觉自己的情绪转变依赖于当时的所思所想?

_____

_____

_____

_____

转变核心信念

就像我们已经讨论过的那样,核心信念是你对自己、他人,以及周围的世界和未来所持有的深层次信念。这些绝对和僵硬的信念促使了消极思想的形成并会导致抑郁情绪的出现。在转变消极思想时,你也可以使用转变核心信念追踪表(参见第 8 章)来修正自己的核心信念。请记住,消极思想是和具体的情境或是诱因相关的,而核心信念则是对你自己、他人,以及未来的一种概括性陈述。

应对危机

如果你的抑郁症正在困扰着你的生活并给你带来极大的痛苦的话,那么你需要寻求进一步的帮助。在第 13 章中我们将会为你介绍不同种类的治疗方法。一些患有抑郁症的人可能会变得很绝望以至于想要自杀。如果你也曾产生过自杀的想法,那么为了在自杀类的想法和感觉再次出现时能够寻求有效的帮助,你应该在方便触及的地方保留一张卡片,上面记录着可以联系的人(朋友、家人、医生,或是紧急联系人)。当地的紧急求助电话通常刊登在电话黄页的首页。自杀性的想法或意图是痛苦的一种症状。如同应对其他的症状一般,你需要做的工作就是为自己寻求合适的支持,并制定一个应对之策。

焦虑

焦虑感和恐惧感十分常见，我们每个人都会在生命之中的某个时刻经历这种感觉。但是，当焦虑感出现得太过频繁、太过强烈、导致极大痛苦，或者给你的生活造成困扰时，它就变成了一个值得注意的问题。当你患有暴食症的时候，可能同时还会受到焦虑问题的困扰。研究表明，焦虑症在患有暴食症的人群中的发生几率远远大于在非暴食症患者人群中的发生几率（Godart，et al. 2002）。例如，一项研究发现患有暴食症的女性之中有64%也同时患有焦虑症。并且在大多数情况下，焦虑症会先于暴食症发生（Bulik，et al. 1996）。另一项研究发现53.9%的患者会先患有焦虑症，然后才患上暴食症（Schwallberg，et al. 1992）。研究表明，一些焦虑症是与暴食症紧密相关的，包括社会性焦虑症、广泛性焦虑障碍，以及强迫症。我们所提供的应对焦虑症的策略基于 Barlow 和 Craske（1994）、Beck、Greenberg，以及 Emery（1990）的研究成果。

社会性焦虑

社会性焦虑是指害怕来自他人对自己的消极评价。这一症状可能会表现为在公共场合显得紧张和不安，或者避免参与社会活动（美国精神医学会，2000）。社会性焦虑可能与你的进食障碍症无关，或者它也有可能在某些方面与你的进食障碍症有关，包括因为外貌、体重和身材以及饮食所引起的社会焦虑。研究表明通常情况下，暴食症患者不仅会担心他人对自己外表的看法，还会担心他人对自己各方面的总体看法（Striegel-Moore，Silberstein，Rodin，1993）。研究显示社会性焦虑症在暴食症患者中的发生几率要高于在非暴食症患者中的发生几率（Godart，et al. 2002）。

例如，现年27岁的摩根在一家会计事务所工作。她说自己总是感觉很羞涩。她记得在学生时代，自己的外貌经常成为同学们嘲笑的对象。她担心自己不知如何面对他人，也担心会给他们留下不好的印象。在高中时，她开始避免参与诸如聚会以及舞会之类的公众活动，因为担心同龄人会觉得自己很愚笨。她还尽量避免在公共场合发言、在课堂上回答问题，以及作课堂报告，因为担心自己出错、看起来很傻。在大学里，摩根变得更注重自己的外貌了，并开始努力通过节食来改变自己的体形。由此，她开始了与暴食症的抗争。后来，摩根请医生帮助自己治疗暴食症。在治疗过程中，她意识到自己在社会场合所表现出来的焦虑是一个重大问题，这一问题还加剧了她的暴食症。控制了自己的暴食症后，摩根开始设法应对自己在公共场合的焦虑症状。

应对社会性焦虑策略

应对社会性焦虑的策略是基于你从本书中所学到的各种知识之上的。其中，两种最主要的策略是 Antony 和 Swinson（2000）所提出的挑战焦虑思想和正面自己所害怕的情形。

挑战焦虑思想。前面已经学习了转变进食障碍思想和消极思想的方法，你可以使用这些相同的策略来辨识和转变自己的焦虑思想。下次当你觉得很焦虑时，请使用转变焦虑思想追踪表来记录相关的具体情况。审视自己的焦虑性思想并找出所存在的偏差。焦虑性想法所存在的偏差通常涉及夸大坏事发生的可能性和某种结果相关的消极后果，并贬低自己的应对能力。一旦辨识清了所存在的偏差，你就可以通过思考坏事发生的真实几率、现实中的最坏情形以及自己应对该种状况的真实能力来转变自己的焦虑思想，通常现实并没有你所想象得那么不堪。回忆过去自己应对相似情形的经历也不无裨益。下面是一些有用的思维，它们可以帮助你应对社会性焦虑：

- "我看起来很蠢又怎样？没什么大不了的。"
- "如果有人不喜欢我那也没关系，取悦所有的人是不现实的。"
- "如果有人对我看法消极那也没关系，不值得为这种人浪费时间。"
- "感觉到很尴尬是正常的。尴尬这种感觉终将会消退。等我变成了80岁的老奶奶时，肯定不会记得现在的情形了！"
- "人们通常会关注自己而不会一直注意我。"

			转变焦虑思想追踪表		
在接下来的一周内,当你感觉焦虑时,请使用本表来监控你的思想。使用0(毫无感觉)~100(极端)来对自己的焦虑程度进行评级,同时也请记录当时你的脑海中所出现的任何想法。审视这些想法并找出其中存在的偏差(对于特定情形所存在的危险估计过高、夸大了消极性后果,以及贬低自己的应对能力)。然后对你的感觉重新进行评级(0~100),并将相关结果或是你对该情形及诱因的应对情况记录下来。					
感觉和冲动级别(0~100)	情境/诱因	问题性想法	现实性的观点 (我所担心的事情真正发生的几率有多大?过去当我面对这种情形时发生了什么?这种情形下会发生的最坏的事情是什么?如果有朋友得知了我的状况会给我提何种建议?我是否忽略了自己的优点?这种情形是否还有其他的解释方法?当有朋友面对同样情况时,我将对她说什么?)	对自己的感觉进行重新评级(0~100)	结　果

直面自己所害怕的情形。应对社会性焦虑的第二种主要策略是逐渐开始直面自己所害怕的情形。这意味着逐渐将自己以前刻意避免的事情纳入日常生活之中（例如,某些特定的社交场合,或是坚定自信）。出于以下几个原因,你需要直面你的恐惧:

- 你的焦虑症将会得到缓解。
- 你得到了挑战自己焦虑思想的机会。
- 你发现消极后果并没有想象中的那般糟糕。
- 你发现自己的应对能力比预想中的要强。

- 你在挑战自己的恐惧感的过程之中获得了更多的自信。
- 你在社会场合锻炼了自己的各种能力。

广泛性焦虑障碍

广泛性的焦虑障碍涉及对不同方面过度以及失控性的担忧，包括工作或是学习表现、日常生活中的琐事、身体健康及安全、家庭成员的行为，以及外貌。如果你也患有广泛性焦虑障碍，那么有可能还会感觉坐立不安、疲倦或易怒、头疼或肌肉紧张、注意力难以集中或者难以入睡（美国精神医学会，2000）。研究表明，与非暴食症患者相比，患有暴食症的人更易于患上广泛性焦虑症（Godart, et al. 2002）。应对过度担忧的策略包括放松、转变焦虑思想、抛开焦虑想法、问题解决法，以及牢记感觉并不等于事实。

- **放松**。使用本书中所提供的技巧来增强自己的放松能力。放松练习将帮助你减少压力以及肌肉紧张感，并且通过这类练习你将发现自己感觉更平静和平和了。你可以使用第 9 章中的意象练习和第 5 章中的正念技巧来帮助自己。请记住，要达到放松的状态需要进行不懈的练习。

- **转变你的焦虑思想**。使用转变焦虑思想追踪表来应对自己的担忧。

- **抛开焦虑想法**。通常在你的担忧刚刚出现时，可以进行选择。你可以使自己越陷越深，担忧着所有的"如果"这类假设状况，或者你可以选择抛开焦虑想法向前看。作出正确的选择将为你的康复提供很大的帮助。你可以告诉自己，"抛开焦虑想法！"并选择不再沉沦于自己的焦虑情绪之中。

- **问题解决**。你可以抛开对于"如果"之类的假设状况的担忧，并使用第 9 章中已经讨论过的问题解决技巧来直面困扰自己的问题。

- **记住感觉并不等于事实**。通常人们一旦产生了某种担忧，就会感觉这种担忧好像已经变成了现实。因此有必要提醒自己你的担忧只是一种焦虑性想法而已，即使你感觉有不好的事即将发生也并不意味着这一想法会变成事实。你可以将"记住：感觉并不等于事实！"这句话写在一张卡片上，以便在焦虑感膨胀时对自己起到警醒作用。

强迫症

强迫症涉及两个方面：一方面是强迫观念（反复出现的侵入性思想、意象，或者极度令人烦恼的冲动，例如，太注重清洁、不确定自己是否进行了某项行为，以及侵犯性的冲动）；另一方面是强迫行为（耗费时间反复进行某种行为，通常是为了减少由过分在意所诱发的焦虑或是不安，例如，反复清洗、清洁，或检查）（美国心理学协会，2000）。对于一些人而言，强迫观念和强迫行为是与他们的进食障碍症密切相关的，并涉及对于体重增加的执念（例如触碰某物会增加体重之类的想法）以及与进食障碍（催吐、暴饮暴食、运动）、食物选择，以及进食相关的强迫行为。与非暴食症患者相比，通常患有暴食症的人更易于表现出强迫症症状（Lilienfeld，et al. 1998）。应对强迫观念和强迫行为的策略包括改变自己对于强迫观念的反应、抛开强迫观念，杜绝强迫行为，以及不再刻意避免进行某些活动。

改变自己对于强迫观念的反应。无论强迫观念感觉多么真实，它仅仅是一种想法而已。如果你开始单纯地将这类观念当作是讨厌的想法，那么它对你的影响力就会减弱。你可以使用上面已经提及的策略："感觉并不等于事实!"

抛开强迫观念。当某种强迫观念被触发时，如果你顶住压力，不对之作出回应（某种特定的行为或强迫行为）的话，那么随着时间的推移，该种观念对你的影响力将会减退，并且你的焦虑感也会得到缓解。这和进食障碍症状是一个道理。参看第 5 章中我们所提到的应对冲动的策略将不无裨益。

杜绝强迫行为。强迫行为会加强强迫观念对你的影响力。当你进行一种强迫行为时会感到自己的焦虑感得以缓解，因此，当下次类似的焦虑感重新出现时，你进行强迫行为的冲动就会变得更加强烈。

如果一开始不能够彻底杜绝强迫行为的话，那么你可以尝试减少其发生的频率。例如，如果以往你会反复检查某事物 5 次的话，那么可以开始尝试着仅仅只进行一次检查。如果你的强迫行为是以某种特定的方式来进食，那

第10章 对抗抑郁和焦虑

么你可以尝试着改变这一方式，如此一来这种行为对你的影响力就会打折扣。例如，如果你平时在吃早餐时会计算每吃一口的时间并咀嚼一定的次数的话，那么你可以尝试以更短的时间来吃完早餐，并且咀嚼时不再计算次数。

不再刻意避免进行某些活动。如同其他的焦虑症问题一样，刻意避免只会使焦虑加剧。你可能会刻意避免会引发强迫观念和强迫行为的诱因。请尝试逐渐直面你以前总是刻意避免的各种情形，如此一来你便能够练习自己所学到的应对强迫观念和强迫行为的策略，假以时日，你对于这类情形的畏惧感就会逐渐消退。

其他的焦虑性问题

本书无法涵盖所有的焦虑性问题。如果你正在和焦虑症作斗争并且该病症给你带来了莫大的困扰的话，那么最好去咨询一下自己的家庭医生，学习一些治疗之道。还有一些针对特定类型焦虑症的书籍也很不错，值得参阅。不管你所患的是何种类型的焦虑症，请记住焦虑并不危险。虽然你可能会感觉自己的焦虑症状会不断变严重以至于达到一种失控的程度，那时一些灾难性的事情就会发生，然而你的焦虑情绪所能够带来的最坏的情况就是某种程度的不适感。随着时间的推移，你的焦虑症将会得到缓解。你进行克服焦虑练习的次数越多，面对给自己带来不适感的情绪时就会拥有更多信心。

第 11 章　家庭因素和支持

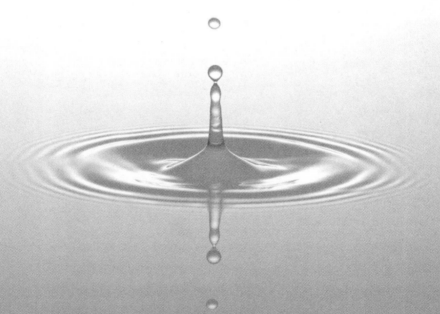

▼
▼
▼
▼

　　家庭是会影响你的暴食症康复的一个因素。在一些情况下这种影响很明显，例如，发生在家庭里的各种虐待行为、物质滥用，或是来自己家庭的忽视等。而在有些情况下，这种影响则会显得不那么明显，例如期望、不一致的规则，或是加剧对外表在意程度的评论等。我们认为这部分对于你而言可能会存在一定的困难，如果你与自己家庭成员关系不错的话，那么就会难上加难了。因为当你探寻这些方面时，可能会感觉自己不懂得感恩或是不爱自己的家人，会觉得是在责怪他们使你患上进食障碍症。这类感觉会导致罪恶感和焦虑感的产生。如果你也面临相同的情况的话，请记住关键是不要责怪或是评判你的家人，而是理解家庭因素带给你所患的暴食症的影响，并学会如何以不同的方式来应对这些情况。在本章中，我们将会提供一些策略来帮助你理解并应对一些这种类型的因素，还会提供一些能够在治疗过程中帮助你获得家人以及朋友支持的方法。

暴食症的家庭功能

　　暴食症会给你的家庭关系以及其他类型的人际关系带来重大影响。因此，你需要弄清楚这到底是一种怎样的影响，以便于改变和家人或者他人的相处方式，增加自己康复的几率。请参看以下的例子。

维系家庭完整

　　和父母以及妹妹住在一起的维多利亚已经与厌食症和暴食症做了多年的斗争。她已经完成了四次强化治疗，在治疗过程中，她总是能够做到使自己的体重达标、饮食正常化，并且停止暴饮暴食和催吐行为。然而，一旦治疗结束，维多利亚就只能将治疗的成果保持几个月，然后就又开始减肥并且重新出现各种症状。维多利亚父母亲之间的关系一直都不好，在过去五年中甚至还闹到要离婚的地步。有时，她的父亲会搬出去住或者长期出差在外。每次当父母闹到不可开交，濒临分手时，维多利亚的进食障碍症就会恶化。意识到这种情况，她的家人又会重新和好并为她提供帮助。她的父亲会提前结束出差行程回家来陪她、搬回家住，并与她的妈妈一同讨论如何帮助她康复。通常，他们会努力增加一家人在一起相处的时间。维多利亚渐渐觉得，自己的进食障碍症是唯一能够维系家庭完整的东西。只要这种情况持续下去，维多利亚的进食障碍症就不可能彻底康复。家庭在进食障碍症中所发挥的作用太大了。只有当她的父母妥善处理分手和离婚的事项后，维多利亚才有可能真正康复。

帮助转移对其他问题的注意力

乔迪患有暴食症，她的父母非常担心她。他们会花更多时间来尝试与她进行交流，并帮助她应对自己的进食障碍症。他们曾多次与乔迪一起参加家庭治疗，并且每周都会举行由家人和朋友参加的以支持乔迪为主题的聚会。乔迪的妈妈说自己太过担心乔迪以至于晚上难以入睡，总是竖着耳朵听乔迪是否又去厨房找食物暴饮暴食。乔迪的爸爸会花很多时间去钻研讲述暴食症的书籍，并试着准备一些他认为乔迪吃了后不会呕吐的食物。乔迪的暴食症让全家人颇费心神。

在一次家庭治疗中，治疗师问如果乔迪没有患上暴食症的话，那么还有什么问题会给家人带来困扰。乔迪的爸爸回答说他将会担心妻子的饮酒问题。虽然丈夫的回答让乔迪妈妈很吃惊，但是她承认这是一个需要加以解决的严重问题。至此，对于乔迪妈妈而言，乔迪的进食障碍症是一个很好的屏障，这一屏障使她不必直面自己的酗酒问题。

建立关系

琳达和安德莉亚是在集体治疗暴食症时结识的。在治疗过程中，她们因为多种缘由需要经常联系，渐渐地，两人成了关系要好的朋友。她们在一起谈论自己与暴食症做斗争的经历、暴食症带给自己的影响、治疗过程的艰辛、饮食正常化、各种应对策略，以及对于外在形象的担忧。为了在彼此最困难的时候相互支持，她们经常一起外出用餐。随着治疗过程的推移和两人之间了解的加深，琳达发现自己不再像以前那样喜欢和安德莉亚在一起了，她已经厌倦了总是谈论暴食症这一话题，希望能够找到其他的兴趣所在，开始聊一些新的话题。当和安德莉亚再次会面时，她讲出了自己的想法并询问对方是否可以不再一直谈论进食障碍相关的话题。安德莉亚同意了并认为这是个不错的主意。但是让人惊愕的是，她们很快就发现两人之间除了进食障碍之外再也找不出共同的兴趣爱好或相同的背景了。琳达意识到自己和安德莉亚的友谊阻碍了她从暴食症阴影中彻底走出来。如果想要翻开生命新的一页的话，琳达必须放弃和安德莉亚的友谊。

请思考你的家庭动力以及自己与家人和朋友之间的关系，并分析一下自己的暴食症是否在每种关系中起到了不同的功用。可能对你而言，摆脱暴食症会给周围人带来的好处十分明显，例如，减少压力和紧张以及增加进行其他活动和互动的机会。但是也可以思考一下如果你真正摆脱了暴食症的话，将会给家庭和人际关系带来的消极影响。例如，假设你明天早上起床时，发现自己已经彻底摆脱了暴食症的困扰。你的家庭关系将会发生何种变化？是否会有他人代替你成为大家关注的焦点？家庭是否会因这一转变而分崩离析？成员之间的相互影响将会发生何种改变？你们会谈论些什么主题？你的家庭成员或朋友是否会有所损失或是感觉到威胁？

思考一下自己的人际关系。如果你彻底摆脱了暴食症困扰的话，何种人际关系（近亲、爱人、好朋友）会受到影响？

如果你彻底摆脱了暴食症困扰的话，受到影响的人际关系具体表现如何？

你的暴食症在这些关系中扮演了什么样的角色？

_____

_____

_____

家　规

很多家庭都会制订一套家规。一些规定可能意思十分明确，例如"自己的事自己做"或者"午夜之前必须回家"。虽然家规对于维系家庭正常运转而言是必要的，但是过分、不适当的、不一致的，或是不清楚的家规会让你觉得自己无能或是失控。而这些感觉又会导致自尊心受挫、进食障碍症状，以及其他的问题。家规应当合情合理、尽量清晰。虽然一致性很重要，但是应当避免因此而出现的僵化问题。理想状况下，家规是经过时间考验的，并且是适合家庭和每位成员不断变化需要的。

有一些家规是不用挂在嘴边讲的，例如，希瑟在一个小镇长大，家里有父亲、母亲以及两个哥哥。她的父亲在十年前因为工伤致残，并从此以后受到慢性腰背痛的困扰。自从那次意外发生之后，希瑟的母亲极力想要减少家中的沉痛气氛，她传达给孩子们的一个潜在规定就是"不要惹父亲生气"。希瑟的哥哥们并没有好好遵循这一规定，他们在学校里会经常惹麻烦，并且经常和父亲发生争执。

希瑟感觉自己的任务就是保持家里的和平。结果，她从不违背自己的父母；不论自己的真实感觉如何，总是流露出欢乐的表情；并且只报喜不报忧。潜在的家规向希瑟传递了一种信息：自己的需求和情感是不重要的或不必要的，她有责任保持家里的快乐气氛并帮助减轻自己父亲的苦痛。长此以往，希瑟经常感受到焦虑情绪和罪恶感，她学会了使用暴饮暴食和催吐行为来帮助自己压制各种需求和情绪。

其他的暗示性或是潜在的家规可能包括：

- 不要在家庭范围之外谈论家里的事情；

- 永远不要和家人发生争执以及表达你的担忧；

- 不准顶嘴；

- 不要在公共场合显露自己的情绪；

- 情感是脆弱的或不必要的；

- 不要抱怨；

- 任何时候都必须表现出色；

- 不准放松；

- 外貌最重要；

- 在他人面前要表现得像个完美的家庭；

- 追求完美；

- 成者为王，败者为寇；

- 永远不要怯懦；

- 成功才能证明你是一个有用的人；

- 自我感觉良好意味着你自负且自傲。

请思考一下在你的家庭环境中，自己当前的具体情况，或是以往曾经发生过的情况。

_____

_____

_____

_____

你的家庭中存在何种家规？

_____

_____

_____

这些家规传达了一些怎样的信息？

_____

_____

这些家规给你带来了何种影响？

家庭界限

家庭成员之间的健康界限包括尊重个人的私人空间和私有财产、隐私，以及所扮演的角色。健康的界限会带来安全、有利的环境，它会帮助你保持自我，并增强你的独立自主能力。距离和独立需要与自己作为家庭一员的身份保持一定的平衡性。在一些家庭里，界限是不合适、不健康的，这会导致困惑、罪恶感、自尊心受损、缺乏信任，以及暴食症症状。

角色模糊

当家庭角色没有受到尊重或是模糊晦涩时，成员的责任义务就会变得不明确，他们就会感觉到困惑和不安。例如，弄清家长、同辈，以及孩子之间的区别十分重要。当家长之间发生冲突时，孩子可能会觉得自己被要求在父母之间选择一方，或是觉得父母感情不好是自己的错误。同样地，当家长将自己的孩子当作好朋友或是同辈时，孩子可能会觉得自己应当对父母的喜怒哀乐负责。在某些情况下，家长和孩子的角色完全对调了，孩子反过来需要照顾他们的父母。在一些家庭中，各种界限和各自的角色处于一种完全混乱的状态，孩子们变得非常情绪化，他们可能会遭受到各种虐待。请花一些时间来思考成长过程中以及当下你的家庭中各成员所扮演的角色。

你家庭中各成员分别扮演了何种角色？

_____

_____

你在自己的家庭中扮演了何种角色？

_____

_____

_____

你的家庭中是否存在角色混乱？如果是的话，这种状况给你带来了怎样
的影响？

_____

_____

_____

_____

隐私侵犯

尊重每位家庭成员的个人隐私十分重要。应当允许并尊重个人空间、财产，以及时间的存在。例如，乔安娜说当自己十六岁时，母亲找到了她的日记本并擅自阅读了里面的内容。这对于当时的乔安娜而言造成了极大的困扰，因为她发现母亲经常在自己的房间里翻看。她记得那个时候感到自己的隐私受到了严重侵犯。自那次事件之后，乔安娜便停止了记日记的习惯，而这之前她都是使用日记来倾诉自己的想法和情感。即便乔安娜知道母亲很担心自己的进食障碍症并且努力想要提供帮助，但是她的暴食症在这次事件发生之后变得更为严重了。

在乔安娜这个例子中，问题的症结在于家庭成员之间缺乏隐私空间。另一方面，如果隐私空间过多的话，也会带来很多问题，因为这会使你感觉被孤立、得不到所需的支持。

你的家庭隐私状况如何？现有的隐私空间是太多还是不足？这给你带来

了怎样的影响？

_____

_____

_____

_____

_____

缺乏自主权

允许个人独立自主地完成任务并作出相关决定有助于培养能力和自信。一般父母会将决定权转交给已经进入青少年时期的子女，孩子的自主意识和独立意识此时也开始逐渐加强。然而，这种转变并非总是顺利的，对于有些家庭和个人而言，这可能是一件十分困难的事情。你的父母可能会孜孜不倦地寻找指导和安全以及允许你为自己的事情作决定之间的平衡点。如果他们不能够及时找到可行性的方案，那么你可能就会产生自己不被信任或是没用的感觉。或者，如果他们放手得太快的话，你就会油生一种被抛弃、被孤立的感觉。请回忆一下你的青少年时代，并思考一下发生在你身上的这种转变。

青少年时代你经历了哪些斗争？

_____

_____

_____

你的父母为你提供了何种指导？你觉得他们管得太多还是管得太少？

_____

_____

_____

_____

青少年时期你经历了什么样的思想和情感历程？

_____

_____

_____

_____

家庭干涉

家庭干涉通常是一种具有连续性的统一体，要么过分干涉，要么关心不足。一些家庭牵绊情况十分严重，这是因为家庭成员过分干涉相互之间的生活（Minuchin et al. 1975）。牵绊包括极端性形式的亲密，如父母可能会代表孩子作出决定，因为他们觉得自己完全了解孩子的想法；或者如果家里只有父亲或母亲的话，孩子成年后决定不搬出去住，因为担心老人会觉得孤独。牵绊有时还涉及父母保护欲过强，总是习惯于向孩子伸出援助之手，而不是让他们自己解决问题。例如，在迪伦的记忆中，自己的父母总是帮助他完成家庭作业。如果学校布置的一项任务第二天要交，而迪伦还没有开始着手做的话，那么这项作业就会变成全家的工程。结果，他总是学不会自律和合理安排时间。

而在一些家庭里，成员之间则相互关心不足。他们彼此疏远、漠不关心，或是完全不涉入彼此的生活。如果成长在这种家庭环境里，无人会为你提供指导、规则，或是支持，你得自己靠自己。这种情形可能是由于家庭中存在的压力或亲情寡淡所造成的，也有可能仅仅是家庭运作的一种方式而已。

你的家庭成员之间是以何种方式相处的？他们之间是互相关心还是漠不关心？这将对你产生怎样的影响？

_____

_____

_____

物质滥用

物质滥用可能会给家庭带来严重的影响。当一位家庭成员有酗酒或是药物滥用行为时，可能会给其所在的家庭造成不稳定性和混乱。你永远无法预料问题会在何时产生。例如，泰瑞的母亲有酗酒问题，她记得自己从不将朋友带回家，因为自己无法预料母亲会处于何种状态。母亲有时会清醒正常，有时又会醉醺醺的，并出口辱骂周围的人。泰瑞尽自己的最大努力想要创造一个能够防止母亲酗酒的干净环境，但是无论她怎么做，都无法控制母亲的酗酒或是坏脾气。对于泰瑞而言，自己的饮食和体重是她人生之中唯一能够自己控制的方面，结果，她患上了暴食症。

你家里是否有人酗酒或是滥用药物？

_____

_____

如果有，这种情况给你的家庭造成了怎样的困扰？

_____

_____

_____

_____

这种情况给你带来了何种影响？

_____

_____

_____

_____

家庭支持

一些人非常幸运，有支持自己的家人和朋友帮助她们从暴食症的阴影之中走出来。但是并非所有的人都能够如此幸运。有些人可能想为自己所爱的人提供支持，但是由于不知道怎样说或是做才是合适的，因此给爱人带来的伤害反而远远大于所提供的帮助。例如，"你看起来很健康"或"你确定要吃那个吗?"之类的话语，本意是想要提供自己的支持与帮助，但是当事人可能很容易就会误解为是说"你很胖，吃起来像头猪一样没有节制。"请准备好迎接你将面临的一些评论和质疑，并设想一下别人可能会对自己讲的话语。不要让自己的进食障碍思想作怪，使你总认为别人是在批判你。

一些家庭成员和朋友可能根本就不想理解你的病情或是帮助你摆脱病症的困扰。有些人可能已经习惯了充当照顾你的角色，或是为你作决定，一旦你有了想要摆脱暴食症的想法时，他们就会感觉自己的地位受到了威胁。请准备好应对来自家庭的各种影响。

谁能够为你提供最大支持?

思考一下家里最有可能帮助你成功战胜暴食症的成员。你可以对每一位成员进行一番分析，并使用下面的问卷来评价每位成员所能够提供的帮助。

1. 该家庭成员是否善于倾听?

    1＝从不   2＝有时会   3＝总是

2. 该成员在多大程度上可以和你的感觉产生共鸣?

    1＝从不   2＝有时会   3＝总是

3. 该成员会批判你吗?

    1＝总是   2＝有时会   3＝从不

4. 你的进食障碍问题以及症状是否对该成员产生了影响?

    1＝总是   2＝有时会   3＝从不

5. 即使进展不顺，你是否仍然愿意和该成员讨论自己的担忧?

    1＝从不   2＝有时会   3＝总是

6. 如果你彻底康复了，该成员是否会觉得若有所失，或是感觉受到威胁?

    1＝是   2＝可能会   3＝不会

7. 该成员是否会使用你向其提供的个人信息来对付你或是伤害你?

    1＝是   2＝可能会   3＝不会

8. 该成员是否有空和你进行交流?

1 = 不常　　　2 = 经常　　　3 = 总是

下面是你可能会用到的一些指引，这些指引可以帮助你决定向何人寻求帮助的问题。但是，它们只能够起引导性作用而已。如果你很在意某位成员，相信他或她会为你提供强有力的帮助，那么也可以忽略该成员的分数而选择相信自己的直觉。

<u>19～24 分</u>：你很幸运生命之中有一位支持你的家人，如果尚未告诉这位家人自己患有暴食症这一事实的话，那么你或许应该好好考虑一下将自己与暴食症作斗争的情形与之分享，并请他或她帮助你战胜暴食症。

<u>14～18 分</u>：不确定你是否应该向这位家庭成员寻求支持。可能面对你所患的进食障碍症，该成员太过感情用事，这可能会导致其他问题的产生。当然，你也无须将其彻底否定掉，但是必须保持谨慎，并考虑其他的选择。

<u>8～13 分</u>：不幸的是，这位家人对于你暴食症的康复不能够提供给你什么帮助。如果可能的话，你应当将目光转向其他能够在困难时期给你提供帮助的家人。如果没有其他人可供选择的话，你最好仅靠自身的力量来努力与暴食症战斗，而不要使该名家人的批判和不支持来干扰你所进行的斗争。

不要隐藏秘密

一方面，进食障碍是你的事情，你有权保护自己的隐私（当然，这取决于你的年龄和病情的严重程度）。你没有任何义务告诉他人自己正在受暴食症困扰或是正在努力康复。事实上，或许避免将这种信息与不支持自己、无法提供任何帮助的同事、熟人，或者家人分享对你而言是一种更为明智的选择。另一方面，人们倾向于隐藏自己的暴食症，如果你试图保密的话，可能就无法获得来自于家人和朋友的支持和帮助。暴食症这种病情本身就带有欺骗性和隐秘性。你可能会说自己已经吃过了可是事实上尚未进食；你可能会取消和朋友以及家人的约会以便自己能够独自一人暴饮暴食；你还可能会刻意隐瞒自己的各种症状。欺骗你所爱的人和在意的人可能会使你感觉很糟糕并加剧自己的病情。秘密还会使因暴食症所带来的羞耻感被放大。请慎重思考一下你是否能够向自己在意的人，尤其是那些能够给予你帮助的人敞开心胸，告诉他们自己与暴食症所作的斗争。

你可能担心自己的状况会使所爱的人失望、伤心，增加他们的负担和压力，或许你可能会感到尴尬和羞愧。请尽量不要使自己对于所患暴食症的不安和不好意思妨碍你向他人伸出求援之手。你可以试着询问自己以下问题来帮助自己面对这一情形："如果我所爱的人也被一些严重问题所困扰，我希望他们告诉我吗？"

你也可能因为担心家人或朋友会不支持或是理解自己，所以不愿意向他们透露相关情况。如果是这样的话，请搜集证据来证明这种担忧的必要性。也许从过往的经验来看，向某些人寻求帮助可能不仅不会给自己带来任何好处还会使问题变得更加严重。如果你仅仅是存在一些担忧，并没有证据证明这种担忧会成为现实，那么你可以尝试冒一次险，让周围的人走进你的生活，尤其是那些可以给你提供帮助和支持的人。一种可行之道是找寻一位家庭治疗师，让他帮助你告诉自己的家人和朋友相关情况，并帮助你处理可能存在的各种反应和担忧。我们将在第 13 章教你如何寻求专业帮助。

你还须记住，家人或朋友可能会将你的情形告诉其他的人，这可能会给你造成困扰，尤其是在你希望对自己患有暴食症这件事进行保密的情况下。虽然，你所爱的人有权将相关情况告知他人以便获取自己所需的支持和帮助，但是你可以要求他们保持谨慎，并告诉你哪些人获知了你患有进食障碍症这一事实。

如何告诉所爱的人自己的相关情况

当你决定告诉所爱的人自己患有暴食症这件事时，请像对待任何其他严肃问题一样郑重以对。请确保你告诉他们此事时，各方都有充足的时间。你甚至可以提前告诉他们自己有重要的事情和他们商量，请他们在有空时和你联系。然后，到了开诚布公之时，尽量不要绕弯子，坦白地告诉倾诉对象自己与暴食症作斗争的相关情况。

你可能需要向倾诉对象普及一下暴食症的相关知识，为了达到这一目的，你可以告诉他们自己的症状以及感觉。你还需要告诉他们自己所处的治疗阶段。解释一下之前没有让他们知道这一情况的原因（你觉得很羞愧、你以为自己可以应付，或者你不想让他们担心），并且使他们明白为什么现在你想告诉他们自己的病情（你需要他们的帮助、你不想再撒谎了，或者你决定从暴食症的阴影之中走出来）。让倾诉对象有时间来消化你所提供的信息、询问问题，并表达自己的看法。

应对各种反应

知道你患有暴食症这一事实之后，家庭成员以及朋友可能会产生多种反应。以下是一些可能会发生的反应。

- **"我早就知道会这样。"** 你可能会惊讶或是毫不惊讶地发现这已经不是新闻了，家人和朋友早就开始怀疑或是知道你患有暴食症这件事了。他们可能一直在找寻合适的时机和方式想要和你讨论一下这件事，或者他们曾经尝试过同你就此事进行交流，但你将他们拒之门外或是摆出一种不愿意他们干涉的姿态。

- **"我能够提供何种帮助？"** 这是一种积极的反应。你所爱的人正表现出真诚的担心并希望找到能够帮助你从暴食症阴影之中走出来的办法。这意味着他们想要花时间去倾听你的担忧以及了解你所做的斗争，并同你一起来制订相关计划以便提供力所能及的帮助。

- **"我会照顾好一切。"** 这种反应通常会发生在那些想要控制并根除你所患的暴食症的家人身上。他们可能会坚持让你去参加治疗或是对你的饮食以及症状进行监控。由于他人无法真正治好你所患的暴食症，所以这种情况下，你必须直言不讳地告诉他们你觉得怎样做才是对你有所帮助的，而哪些行为对你的治疗毫无益处。

- **"重新振作起来。"** 一些人不能够理解暴食症的复杂性，他们觉得只要你按照一定的程序外加足够的意志力就可以解决所有的问题。这种态度通常不能提供任何帮助。如果真的只要有意志力就足够的话，你早就自己解决这一问题了。不幸的是，仅有意志力是不足以对抗暴食症冲动并成功战胜这一病症的。在这种情形之下，你需要向相关人员普及暴食症知识，让他们阅读本书的前面几章可能会帮助他们转变这一反应。

● **"怎么会发生这种事?"** 小心，你所爱的人可能会表现出较为激烈的反应。他们可能担心自己因此被责备或是这一新闻会给他们或家庭带来不好的影响。这种反应一般是由听到该消息之后所产生的生气感、罪恶感，或是恐惧感造成的。如果你面对的是这种激烈的反应，请不要灰心，因为一旦相关人员有时间好好消化你所提供的信息，这种反应还是有希望会转变成为支持力量的。

他人可以提供怎样的帮助

一旦你告知了家人和朋友相关信息并获得了一定的支持，就应该弄清楚他们可以为你提供怎样的帮助。首先，对在意的人敞开心胸，坦诚以待对你而言本身就是一种解脱。有时这足以为你减轻一些压力，以便使你全力以赴地与暴食症作斗争。当你想倾诉时，最好是有一位支持你的人在身边，这位人士可以耐心聆听，且对于你的想法不会采取批判性态度。当你患有暴食症这一事实不再成为秘密时，就可以更容易地向他人寻求帮助。例如，简的母亲得知女儿患有暴食症这一事实之后，每天晚饭后她会尽量抽出时间来陪简一起散步或是玩纸牌游戏，这能够帮助防止简进行催吐行为。

虽然获得支持是一件好事，但是最重要的还是你自己能够为饮食和治疗负责。否则，出于好意的支持可能会产生事与愿违的结果，并使你感觉好像失去控制一般。所爱的人不知道如何提供适当的支持是很常见的，所以你或许应当给予他们一些指导。提供指导的一种方式是告诉他们哪些行为举措是对你有帮助的，而哪些又是毫无用处的。如果你认为家人和朋友心胸足够开阔，能够接受你的相关建议，那么你可以让他们阅读本章结尾处给暴食症患者家人和朋友所提供的一些指导。

不要忘记，你的目标是获得自己想要的支持，并协助你的家人和朋友来帮助你。但是，请记住，人无完人。你希望得到支持并不意味着就一定能够愿望成真。对于那些不能够或是不愿意答应你的请求的人，请不要太过苛

责。应该着眼于自己可以获得的帮助，并善加利用，即使这种帮助并不十分
理想。最后，你必须让自己明白：即使没有任何支持，你也一样可以成功地
战胜暴食症。

家庭成员和朋友必读

以下是针对暴食症患者的家庭成员以及朋友所提出的一些建议。对你们
而言，有些方面至关重要：

- **对于暴食症请尽量多加了解。**暴食症的发生和发展是由一系列因素造
  成的。一旦暴食症周期被激活，那么就很难摆脱其控制。你所爱的人
  并不能够仅仅靠"振作起来"或是使用意志力便可以战胜暴食症。

- **赞美以及加强对其他品质的强调，而不是过分关注体重以及外貌。**你
  所爱的人如果想要完全从暴食症的阴影之中走出来的话，他或她需要
  改变自己将自尊同外貌等同起来的做法。你可以更多地强调他或她的
  优点、能力，以及兴趣爱好，而不要对其外貌、体重或身材多加
  评论。

- **进行一些不会引发对体重以及身材担忧的活动。**这可以帮助你所爱的
  人从与体重和外貌无关的领域获得自我价值感，同时还能够帮助他们
  转移对于暴食症冲动的注意力。

- **表达你的关心，直接坦诚地与其交流。**你无须绕弯子。如果你有所担
  忧的话，那么最好直言不讳地将你的顾虑表达出来。这也为你所爱的
  人做了一个好的榜样，可以鼓励他或她以同样坦诚的方式来对待你；
  这种方式还可以帮助你避免模糊以及让人困惑的信息。

- **请保持足够的耐心，并用心倾听。**请单纯耐心地倾听并允许患暴食症
  的家人畅所欲言。尽量不要提供建议或是试图马上解决事情。

- **请对患暴食症家人的感想保持开放的心态。**你所爱的人如果想要彻底
  治愈暴食症的话，辨识并表达自己的情感是必不可少的一步。

- **给患暴食症的家人一定的独立空间，使他或她能够主宰自己的治疗过
  程。**让你所爱的人建立自己的自信，以便彻底摆脱暴食症。为了实现

这一目标，你需要找到一个平衡点，以便自己既能够提供支持，又能够让所爱的人自己完成任务和作出各种决定。

- **有关饮食和治疗相关的问题，最好是让患暴食症的家人按照自己的意愿来作出各种决定。** 如果你所爱的人感觉自己被强迫、失去自由的话，那么你提供帮助的意图可能就会产生事与愿违的结果。

- **审视你自己对于食物、体重和身材的看法。** 你对于饮食、自身体重，或者其他人体重的看法可能不仅不会给所爱的人提供帮助，反而会加剧其病情。因此，有必要审视自己的相关观点，并确保自己给其带来正面积极的影响。

- **正常对待患有暴食症的家人，不要刻意搞特殊化。** 如果因为某位家人患有暴食症而对她进行特殊对待的话，有可能会使其病情更加严重。

- **如有需要，可以鼓励患暴食症的家人寻求专业的帮助。** 如果受暴食症困扰的家人决定在家庭以外的环境之中提及自己的病症，你应当支持他或她的这一决定。

- **弄清自己以及其他家人的需求。** 暴食症可能会给家庭或是友谊带来严重的负面影响。请尽量保护自己不受影响并想办法获得自己所需要的支持。

- **要有耐心。** 彻底康复需要时间。患暴食症的家人在一个时期的康复后又有症状反复的情况出现是正常的，这并不意味着其放弃了治疗成果又退回到了起点处。

以下是一些你们需要避免的情形：

- **不要对体重、身材，或是外貌进行评论。** 你对体重、身材或外貌所进行的任何评论可能会引起患有暴食症家人的误解。这类评论可能会导致他们觉得你很在意外貌或是体重。即使你所爱的人询问你对这类问题的看法，也尽量不要作出评论。在这种情况下，你可以说自己不想谈论这个问题，因为这不是他或她的长处。

- **不要忽视存在的问题。** 暴食症是一个复杂的问题，通常不会自行痊愈。患有暴食症的家人需要得到你的支持和理解。

第11章 家庭因素和支持

- **不要因家人患有暴食症而责怪自己或是他（她）**。责怪抱怨对于情形的改善不能够起到任何作用，反而会使你产生罪恶感或是愤怒感。

- **不要要求改变**。如果摆脱暴食症是一件很简单的事情，那么你的家人可能早就自己解决这一问题了。你所爱的人将要进行一场非常困难的战争，他或她需要得到你耐心的支持。

- **不要陷入权力之争**。千万不要卷入权力之争。这样做的话会加剧进食障碍症。如果你发现自己和患暴食症的家人之间产生了分歧，例如他或她为自己的暴食症辩护，而你却持相反意见的话，请保留自己的看法并对相关情形进行重新评估。

- **不要试图控制患有暴食症家人的饮食或症状**。这种做法可能会导致所爱的人感觉失去控制。

- **不要试图援救患有暴食症的家人**。这种做法可能会导致家人产生无用感、无能感，以及依赖感。

- **不要给予患暴食症的家人特殊照顾**。过分的关注可能会加剧家人的进食障碍症，使其更难于康复。

- **不要试图充当治疗师的角色**。请意识到自己的局限性并弄清自己的需求。

注意：以上指导并非适用于所有的情况，具体该怎么做需要以患暴食症家人病情的严重程度以及年龄为判断基础。例如，如果该名家人面临生命危险或是年龄太小的话，那么你有必要控制局面并拯救他们。

第 12 章　防止病症复发

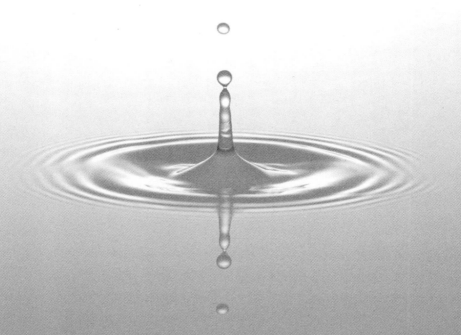

進食障碍症涉及一系列极难改变的想法和行为。虽然摆脱暴食症困扰的道路十分漫长和艰难，但是成功的希望却是存在。我们希望对本书的阅读能够帮助你改变对于相关症状以及进食障碍的想法。你可能会发现自己的行为症状已经得到了改变，但是相关想法却还存在着问题，这种情况是正常的。例如，"自我价值是以体重和身材为基础来加以衡量的"就是一种可能会持续存在的进食障碍思想。这种思想会在你承受压力或是自我感觉很糟糕的时候引诱你重拾进食障碍行为。除此之外，你可能还会觉得有很多潜在问题没有得到解决，或是又有新的问题浮出水面。很多人称这是他们觉得比以往更糟糕的时刻。正常的饮食和症状控制是斗争长途中重要的第一步，但是从某种意义上来讲，这仅仅是你治疗过程的开始。

在尝试和暴食症症状作斗争的一段时间之后，你将会面临病症复发的极大风险。例如，在过去5年中，乔治亚对于进食障碍症的治疗不断反复。她将自己的治疗过程比喻成像是爬一座非常陡峭、障碍频频的高山。向上的速度非常缓慢、费力、不可预测；而毁掉所获得的成果、重新面临相关症状的困扰则像从陡坡上失足滑下去那般简单。为了防止病情反复，有必要坚持使用各种可行策略来避免症状的发生，挑战自己的进食障碍思想并解决潜在问题。

坚持实验

提醒自己守住和暴食症做斗争的胜利成果十分重要。你已经知道患有暴食症的生活是什么样子，保持正常的饮食习惯并避免暴食症相关症状的发生将使得你能够体验摆脱暴食症困扰的生活。如果你觉得暴食症会使你的生活更美好，那么你就可能随时重新开始节食并/或继续过进食障碍的生活。一切取决于你自己的选择。但是请不要永远选择受进食障碍症控制的生活。你

第12章 防止病症复发

需要给自己一个机会，以便能够度过困难时期并感受康复所带来的好处。通常你需要给自己一整年或是更长的时间来彻底从暴食症的阴影之中走出来。适当的时间段之后，你就会知道没有暴食症干扰的生活是怎样的。对于如何过自己的生活，你可以作出一个明智的决定：继续受进食障碍症控制还是摆脱其困扰。

知道该期待什么

在康复过程之中，你可能会经历一些非常困难的时期，在这些时期之内，暴饮暴食念头会变得更加不可控制、你对自己体形的不满程度会增加、焦虑感和抑郁感会更强烈，并且会产生向相关症状屈服的强烈冲动。有人说这种经历就像是在撞墙一般。很多人称在这种时候，比起应对这一病症所产生的高度抑郁，向暴食症屈服似乎是一个更好的选择。你可能会觉得自己患有进食障碍症时的生活反而更好，并因此产生抛弃治疗所取得的成果的想法。事实上，这并非是一个作决定的好时机。使用相关策略来应对这类冲动，并尽量想办法排解自己的烦恼。有时，将你重新退回进食障碍状态的决定推迟一天或是一周再实施会为你的治疗提供一定的帮助。因为过了一段时间之后，你所感受到的压力会减轻，此时便可以对自己所处的情形重新进行评估了。

我们并不是说没有患上进食障碍的生活就是完美和没有任何问题的。事实上，如果没有了暴食症你可能会发现自己面临其他问题的困扰，还是会失望，或无法阻止悲剧的上演，因为这些是人类经验必不可少的一部分。不同之处在于，没有了与暴食症相关的生理和心理上的困扰，你将有更多的精力来应对这些压力源。

审视过往发生过的病症反复情况

如果这并非是你所经历的第一次病情反复的话，那么审视过往发生过的类似情形，探索引起病情反复的原因将会为你提供很大的帮助。你可以分析那些过去曾经有过的相关经历，尽力找出导致病情出现反复的因素，以便你能够防止相同情况再次发生。切记不要将曾经发生过的病情反复看作是自己的失败，因为这将会对你的康复治疗产生不利的影响。相反的，你可以将过去的经历当作是一种宝贵的学习机会。请记住，每一次尝试摆脱暴食症的控制时，你都可以积累相关经验，增加彻底摆脱暴食症困扰的几率。请使用下面的过往病症反复情况追踪表来帮助自己完成这项任务。如果这是你首次尝试改变的话，那么请跳过这份追踪表，继续阅读下一章节。

过往病症反复情况追踪表

你上一次试图改变自己的暴饮暴食行为和想法是在什么时候？

_____

_____

_____

你作出了什么改变？

_____

_____

_____

这些改变持续了多久？

_____

_____

引起症状复发的因素有哪些？

_____

_____

_____

你从这次的尝试之中学到了什么？

_____

_____

_____

这次你将如何应对这类因素？

_____

_____

_____

_____

关注已取得的进步

如果你仍然受进食障碍思想、冲动，以及相关症状的困扰，那么有必要提醒自己关注已经取得的成果。最好是每隔一段合理的时间就回顾一番自己已经取得的成绩。例如，如果你刚刚暴饮暴食或是呕吐过，那么以当天的行为来评价自己是不明智的，此时你最好回顾过去较长的一段时期之内自己所取得的成绩。你可以想想一周之前、一个月之前、六个月之前，或者是一年之前。思考一下当时你的暴食症病情，并将之与当下自己的状态进行一番比较。你可能已经取得了很大的进步，甚至已经摆脱了相关症状的困扰，也有可能你仍然还在继续与暴食症作斗争。即使仍有症状发生，但是你可能已经减少了暴饮暴食发生的频率、开始进食早餐、尝试使用过应对策略，或者开始尽力转变自己的进食障碍思想。任何的进步对于整个康复过程而言都是重要的一步。你应当为自己所取得的每一个进步感到骄傲，不管这种改变是大还是小。虽然本书可能给你提供了一些建议并指明了方向，然而你在行为或思想方面所取得的进步得归功于自己的不懈努力。

辨识并转变思想偏差

在第 6 章之中，我们讨论过思想偏差带给暴食症患者的影响。预防病情反复同样也存在着相关的思想偏差，即某些会导致你在治疗道路上不进反退的分析和解释自己情形的方法，例如，你可能会认为自己要么彻底康复、要么完全没有进步："我要么康复要么恢复原状"，或者"昨晚我暴饮暴食了，因此我又回到了治疗道路的起点处"。这类想法都是存在问题的，因为如果并非是彻底地康复的话，那么你就会认为自己是在倒退。这种想法根本就没有为治疗过程中的错误或反复留有任何余地，它会使你陷入本来可以避免的真正的倒退之中。如果一种症状被解释成为倒退的话，那么一种症状可以很容易地引起另外一种症状（Marlatt，Gordon，1985）。上述解释可能会引发以下想法，"为什么不暴饮暴食呢？反正已经搞砸了，又得从头开始。"关于上瘾的描述之中，这种想法被称之为"破堤效应"（Marlatt，Rohsenow，1980）。避免破堤效应的一种方法是提醒自己治疗过程之中出现的反复状况是正常的。仅仅因为又向冲动屈服了一次或是经受了一些挫折，并不就意味着你就退回到起点或是以前所做的努力全部被抹杀了。康复并非是绝对的。康复可以分为不同的程度，你在治疗过程之中遇到一些挫折是可以接受，也是意料之中的。

你还需要避免对康复过程相关的思想过程进行太过于笼统的概括。例如，"我昨天暴饮暴食了。我将永远都不能够控制自己的饮食。我是一个彻底失败的人。"如果你相信自己是一个彻底失败的人，那么想要重回正轨并取得进一步的康复就会变得十分困难。面对这种情况，请提醒自己在治疗过程之中出现反复状况是正常的。不可否认，昨天你在同暴食症所做的斗争之中落败了，但是这并不意味着你将永远无法再克服暴饮暴食的冲动。进一步说，即使你昨天真的犯了一个错误，也不等于你是一个失败的人。人都会犯错误，都会有脆弱的时刻，每个人在其生命之中都会时不时地作出错误的判断。在某一个方面遭受到挫折并不意味着你在其他方面也很失败。如果你以偏概全，并因此认为自己很失败的话，那么这将给你的自尊以及自信带来负面影响，并减少你实现彻底康复所需要的能量。你应当正视自己所遭受的挫折，总结经验教训，然后继续前行。

相同的，喜欢小题大做的态度也会干扰康复进程。请参看身为一名企业律师的斯蒂芬所经历过的思想历程："工作时我很想吐，因为我觉得自己承受的压力太大了。我无法每天都面对这种冲动，因此不得不考虑辞去自己的工作。如此一来我将无法养活自己，最终会变得一无所有，露宿街头。"虽然从呕吐的冲动到一无所有是一个非常大的跳跃过程，但是斯蒂芬却花了不到 5 秒钟就完成了。当你面临这种情形之时，应当放慢自己的思维过程，以便纳入更多现实和更具平衡性的想法。事实是，斯蒂芬可以应对想要呕吐的强烈冲动，他已经成功应对了八个月。的确，每天都面对这些冲动的挑战是一件很难以接受的事情，但是，斯蒂芬只有在上司给出消极反馈之时才会产生上述强烈的冲动。他可以作出的一种选择是辞去现有的工作，但这并非是唯一的选择。他还可以选择和上司谈谈自己所面临的困难，可以继续使用策略来应对自己想要呕吐的冲动，可以分析一下为什么接受批评对自己而言是如此地困难，或者他也可以要求换个工作岗位。即使斯蒂芬真的决定辞去现有的工作，他也可以找到另外一份新的工作来养活自己。事实上，他变得一无所有、流落街头的几率非常的小。

你可以使用第 5 章中的转变问题性思想追踪表来帮助自己辨识并转变这类想法，使自己能够在康复过程之中不断地取得进步。

失误

失误和恢复原状不同。如果你在一种充满风险的情形下向自己的冲动屈服，这是一种失误。失误在治疗过程中是常见的。但是，你仍然应该尽可能地避免失误的发生，因为它们会为你的康复带来负面影响。

避免失误

避免失误的最好办法就是避免高风险情形或是事先制订好相关计划。风险性情形包括：

- 控制自己体重的压力；
- 诸如焦虑感或抑郁感之类的不愉快情绪；
- 诸如想要庆祝之类的愉快情绪；
- 生理上的不适，例如感觉到饥饿或是过饱；
- 独处，并有向症状屈服的条件；
- 与他人发生冲突；
- 某些特定类型的食物；

- 习惯性的情况；

- 感觉肥胖；

- 体重/饮食习惯方面发生的不理想的变化；

- 季节变化。

请参看以下例子。茱莉与暴食症作斗争已经有十四个月的时间了，在过去的六个月中，她坚持遵循一个营养均衡的饮食计划并且没有发生过暴饮暴食或是催吐行为。虽然对于自己的身材还是不满意，但是她已经能够容忍现有状况并试图加以改变了。根据牙医的建议，茱莉决定将自己的智齿拔掉。这使她感到疼痛并影响了咀嚼能力，她坚持过了几天只进食流质食物的生活。结果，茱莉瘦了几磅，体重的减轻使她的自我感觉变得更好了。这件事使她想起了以往控制饮食并减轻体重时的情形，从而得出结论：体重减轻是一件让人开心的事。所有上述原因导致茱莉开始了新一轮的节食和运动，不久之后，她又开始了暴饮暴食和催吐行为。

其他有可能无意中影响你的饮食或体重并触发暴食症的情形包括生病、忙碌，或是旅行。

如果你一直致力于康复治疗，并且觉得可以容忍自己的体形的话，那么最好是等到较冷的天气再进行相关治疗。因为在这些日子里，你会穿上长裤、毛衣和夹克，体形特征就不会那么明显了，触发你对自身形象产生消极想法和感觉的诱因就会失去一些威力。而在暖和的天气情况之下治疗暴食情况就会大不一样。如果天气很热，或是去一个炎热的地方度假，你只穿着T恤衫、短裤以及泳衣的话，你的节食和运动的冲动可能会变得更为强烈。请尽量提醒自己，如果向这类冲动屈服的话，就会导致其他暴食症相关症状的发生。你可能还需要花上一些时间来学习重新忍受自己现有的体形。

避免压力源

各种压力源可能会导致你向症状冲动屈服。与风险情形不同的是，压力源是具有持续性和累积效应的。压力源包括但不限于不如意的婚姻或人际关系、个人或是家族病况、缺少时间、工作或学习任务、教养子女、经济状况、搬迁，以及日常琐事。压力源具有累积效应，会逐渐耗尽你的精力并影响你的情绪。在过去，应对压力源时，你可能会选择向暴食症屈服，以便能够减轻压力或改善自己的情绪状态。现在，你应该学习以一种更合适更健康的方式来应对各种压力源了。

你可以通过做以下事情来使自己放松：和朋友聚会、去观赏一部电影或是看一场演出、听音乐或是自己创作音乐、进行体育运动、参加瑜伽课程、去教堂、度假、舒舒服服地泡个澡、冥想、散步、感受大自然、写诗、进行艺术创作、园艺、打高尔夫、阅读、看电视、航海、花时间和宠物或动物在一起、做手工，或是购物。为了尽可能地使你的思想变得健康并减少失误和恢复原状之类的情形的发生，你必须弄清楚哪种方式能够帮助自己达到放松的状态，然后，你就可以采用这种方式来避免暴食症症状的发生。

何种方式能够帮助你放松？如果你不知道的话，那么你愿意尝试哪些方式？

1. ＿＿＿＿＿＿＿＿＿＿＿＿＿＿＿＿＿＿＿＿＿＿＿＿
2. ＿＿＿＿＿＿＿＿＿＿＿＿＿＿＿＿＿＿＿＿＿＿＿＿
3. ＿＿＿＿＿＿＿＿＿＿＿＿＿＿＿＿＿＿＿＿＿＿＿＿

应对失误

当失误发生之后，你必须尽量立刻回到正轨上来，越快越好。例如，如果你没有吃早餐的话，那么午餐请正常进食。如果你午餐暴饮暴食了的话，那么晚餐请正常进食。如果你晚餐进行了催吐行为的话，那么请尽快重新进食。你没有听错，是重新进食，并使用策略来保证不再发生催吐行为。如果等到第二天或是下周一再一重回正轨的话，你就有可能产生更多的症状，并开始向原始状态倒退。虽然失误会让人心生沮丧，可是你可以将它们当做是暂时的挫折以及有价值的学习经历。你应当花时间具体分析一下所发生的失误，以便找出引发失误的诱因所在，并找到避免向相关症状屈服的替代性途径。获得这些信息之后，在下一次有相同情形发生之时，你就可以审慎地制订相应的应对计划了。请询问自己以下问题：

- 失误时发生了哪些症状？

- 出现了哪些对你毫无帮助的想法？

- 哪些说法和事实可以帮助你转变这些无用的想法，以便获得更为现实的观点？

- 导致你出现失误的因素有哪些？

- 出现了哪些压力源（你的生活中现有的压力）？

- 你从这次的失误中吸取了怎样的经验教训？

- 将来你如何做才能够避免错误的再次发生？

不管你的治疗进行到了哪一步，如果发生了失误，那么重要的是使用前面阶段已经用过的策略来帮助自己渡过难关。换句话说，就是回归最基本的方面。一些人发现，失误发生之后如果想要回归正轨的话，那么使用机械进食法以及将食物当作药物的方法十分有效。也有人重新开始记录自己的饮食以及冲动的具体情况，并使用诸如转移注意力之类的策略来克服各种不良冲动。

问问你自己需要对饮食和一日三餐的计划作出何种改变。你需要采取什么举措来防止其他症状的发生？你是否需要分析一下自己对体重和身材的想法？你是否需要获得更多的社会支持？请制订一份帮助自己饮食习惯重回正轨的计划。你也可以对计划进行重估并作出更改以便使之更加完善。

最后，我们给出一些应对失误的建议：

- 失误是难以避免的，淡然以对就好了；

- 弄清所发生的状况是否属于失误的范畴（失误和反复相对比）；

- 立即重回正轨；

- 重新使用相关的具体策略；

- 挑战自己的问题性想法；

- 提醒自己注意已经取得的进步；

- 将失误当成是一种学习的过程；

- 牢记康复是需要时间的。

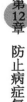

第12章 防止病症复发

继续增加你的自信

防止病情反复的一个重要方面是继续培养正确的自我价值感，这种自我价值感不得以进食障碍症、体重和身材等方面为评价基础。提醒自己你所具有的价值以及所持有的长期目标。记住尽量使自己进行一些与体重和外形无关的活动，并继续使自己有关这方面的思想向正确的方向转变。

应对潜在问题

很多人发现当自己慢慢康复，并且食物和体重的重要性变得不那么明显时，他们又会面临很多其他问题的困扰，这些问题可能会触发暴食症的相关症状。潜在问题可能与以下各方面相关：自尊、放纵、人际关系、虐待、完美主义、预期、害怕失败或是对未来持有恐惧感，以及自身形象。

你可能希望找专业人士来帮助自己处理相关事项。第 13 章中我们将讨论各种可行的治疗选择。

处理潜在问题是康复过程之中的一个重要方面，但是对于这些问题的处理可能会引发导致病情反复的强烈想法以及情感。当你开始或继续处理潜在问题时，请准备好应对随之而来的强烈冲动。对潜在问题的解决需要循序渐进，合理安排，切忌急躁冒进。要随时牢记自己的目的是调整这项困难的工作，确保其不会给你的健康饮食带来不良影响。

不要放弃

进食障碍症不是一夜之间就患上的，因此，它也不会一夜之间就消失无踪。从进食障碍症的阴影之中彻底走出来需要时间，这应当被看做是一个长期的奋斗目标。请给予自己足够的耐心和时间来进行这项工作。记住，在你获得较好的感觉之前必然会经历一些负面情绪，并且有时候向症状屈服的冲动会变得十分强烈。即使在你的饮食恢复正常之后，也可能还需要和暴饮暴食冲动以及思想进行一段时期的斗争。确保治疗结束后对于自己的饮食，无论是从心理上还是生理上你都觉得满意，并采用相关的应对策略来帮助自己成功地完成这一治疗过程。无论在这个过程之中你经历了多少次失误，都可以使用本书中所提供的各种应对策略来帮助自己回到正确的治疗轨道上去。最后，请记住以下的建议，该建议来自一位与暴食症做了十几年斗争并最终获得了成功的妇女："不要放弃。治疗过程之中你将面临各种困难，但是都是值得的。坦然面对一些经历以及失误。无论这个过程多么地漫长，积极进行治疗总是好过在暴食症的泥潭之中苦苦挣扎。"

第 13 章　寻求特殊帮助

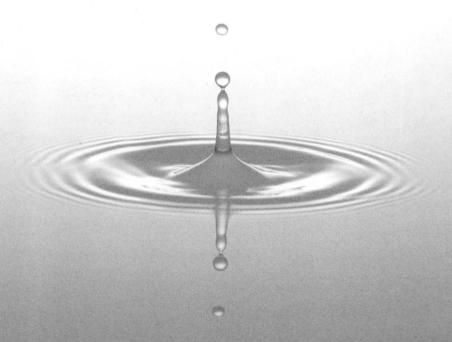

▼

▼

▼

▼

如果你已经阅读了本书并完成了各种追踪表的填写工作，但是仍然深受暴食症的困扰的话，请不要感到绝望，因为还可以采取其他的步骤来帮助自己康复。你可以寻求特殊帮助，在很多情况下这是必须为之的。特殊帮助包括针对性治疗、药物治疗，或者是两者的结合体。一些人会要求获得特殊治疗，以便自己能够彻底摆脱暴食症；也有些人会选择继续原有的治疗，以求巩固业已取得的进步，并解决潜在问题和相关问题。

治　疗

治疗的形式有多种。个别或集体形式的治疗能够帮助提供一个支持性的环境，以便你应对自己的进食障碍症以及其他潜在问题。例如以家庭为单位的治疗可以使家庭成员加入进来，大家一起齐心协力地解决问题。为了找寻适合自己的治疗方法，你可以首先咨询一下自己的家庭医生，以便获得一些参考意见。通常医师们会掌握一些你无法获知的资源。你也可以参加当地的进食障碍康复项目，或是和国家饮食失调信息代表取得联系。如果你在美国，那么可以联系国家进食障碍协会（www. naiyonaleatingdisorders. org）；如果你身处加拿大，则可以联系国家进食障碍信息中心（www. nedic. ca）；如果你所在的国家为英国，请联系进食障碍协会资源中心（www. uq. net. au/eda/documents/start. html）。这类中心会为你提供各种治疗进食障碍症的资源、服务，以及你所处地区的治疗师名单。具体费用取决于你所在的地区、你的保险情况，以及你所使用的服务种类。一些治疗师的收费是浮动的，他们可能会减少相关收费以便能够使治疗费用符合你的预算。当你思考可能存在的选择时，请确认所需费用并弄明白治疗是立即开始还是需要等待一段时间。

个别治疗

如果你决定和治疗师一起以一对一的形式来治疗暴食症的话，那么需要选择个别治疗法。个别治疗法的优点是你可以拥有充足的时间来致力于解决自己的问题，你的隐私将得到更好的保护，并且你可以和治疗师协商对你而言比较方便的治疗时间。例如，你可能会想要将治疗预约在早上，以便治疗完毕后你能够正常上班；或者你会认为在某些特定的日子进行治疗的话会取得更好的效果。通常，个别治疗是每周进行一次的，但是你也可以同治疗师沟通，选择每周进行两次治疗、每两周进行一次治疗，或是每个月进行一次治疗，只要确保所做的选择是最适合自己的就可以。每次的治疗过程通常是四十五分钟到一个小时。

你和治疗师的默契程度至关重要，双方之间必须确认能够进行相关合作。也就是说你应该乐意于和自己的治疗师待在一起，并理解和认同其治疗方式。例如，一些治疗师会采取认知行为疗法；一些治疗师则会采用领悟疗法，他们会探寻你的童年经历或你现有的人际关系状况。根据需要，你可以选择适合自己的方法。例如，如果你阅读了本书、采用了认知行为方式，并且仍然在和进食障碍思想以及症状作斗争的话，那么可以选择能够继续帮助你进行认知行为治疗的治疗师。另一方面，如果你已经克服了各种症状的困扰，开始着手解决潜在问题的话，那么可以选择使用其他的方法。很多治疗师会同时选择不同的方法来为患者提供治疗。

治疗师的专长所在也应该被纳入考虑之列。如果你正在遭受抑郁症的困扰，那么你最好选择在治疗进食障碍或是抑郁症方面有丰富经验的人士来为你提供所需的帮助；如果你曾遭受过虐待，那么最好是选择擅长于治疗创伤的医师来帮助自己进行相关治疗。有时候，为自己找到合适的治疗师要求你进行调查比较工作，在作出最终决定之前，你可以先和一些治疗师会面交流，以便确定自己是否想与之合作。

集体治疗

和个别治疗相比较而言，集体治疗有其自身所特有的一些优势。优势之一是等待接受治疗的时间不会那么长，并且相关费用会更加便宜。其他的优势包括获得个别治疗所不可能得到的一些东西，这包括：获得与自己有相似经历的人们进行交流的机会，这样你就不会觉得自己是孤零零的一个人或是觉得自己是个异类。在与其他成员进行交流和互动的过程之中，你可以学到一些有用的知识，并且会为自己能够给他人提供一定的支持或帮助而感到开心。

治疗小组可以采取多种形式来开展相关活动，对此你应当好好做一番调查研究。一些小组会选择封闭的模式，也就是说开始和结束的时间都是固定的。所有的小组成员都会在同一时间开始治疗，也会在同一时间完成治疗。在治疗过程之中，不会再有新的成员加入。这类小组通常会为每一次治疗制定组织性较强的日程。还有些小组采取开放的形式，也就是说在整个治疗过程之中，小组成员可以在不同的时间开始或完成自己的治疗。开放性小组通常组织性不会很强，参与者可以自行选择采取强制性措施或是其他更加灵活的措施。通常一个小组会每周碰面一次，每次在一起进行长达一到两个小时的交流，人数一般是八到十人。

小组所关注的焦点所在同样非常重要。不同的小组可能会偏重于不同的治疗方面，例如症状中断、心理教育、激励、营养、身体意象、防止病情反复、人际关系、伤痛、虐待、焦虑等。各个小组的具体情况可能都会有所不同，有些可能会对年龄、性别、体重，或病情严重程度有一定的限制。你有必要和小组的负责人取得联系，找机会询问一些相关问题，以此来判断该小组是否适合自己。

日间医院

如果你无法彻底摆脱暴食症的控制，仍然还有暴饮暴食、清胃、限制饮食等状况发生的话，那么你可能需要选择进行强化治疗。暴食症的破坏力是很强大的，无论你如何地努力，可能还是不能够克服暴饮暴食和清胃的冲动。即便本书阐述了正常饮食的重要性，你可能还是无法使自己正常进食一块蛋糕。在这种情况下，你应该和自己的医生讨论一下是否选择进行强化治疗。一种强化治疗是门诊看病，即日间就诊。这意味着患者必须每周几次白天去医院就诊，然后晚上回家。这种做法是为了给患者提供一个安全的环境，以便他们能够学习正常进食和控制病情。

每一间日间医院都会有其自身与众不同的特点，这里我们将提供一个例子，以便使你明白这种方式具体是如何操作的。多伦多医院的日间诊所每周五天营业（周一到周五），工作时间大约是上午十点至下午六点半。我们所讨论的项目为期六至八周。项目参与者每天都会进行小组治疗以及按照监控方式进餐。小组话题包括身体意象、营养、心理教育、自信心训练、自尊培养、人际关系，以及应对策略。病人需要遵循医院所制订的饮食计划，该计划要求病人正常进食由医院所提供的午餐，下午茶点心，以及晚餐。早餐自理。每次进餐之后，小组成员都必须待在一起，不准使用卫生间。

治疗师会鼓励治疗小组成员谈论各自的相关冲动，以及对抗这些冲动时所产生的各种感觉。工作人员和其他的小组成员会在一旁给予必要的支持。通过这么做，暴食症患者们会明白无论多么强烈的冲动最终都是会消失的，自己完全可以选择不向症状屈服。换句话说，暴食症周期被打乱了。一旦这一过程开始，患者们可以学习在该治疗项目之外也使用这种方法来对抗可能会产生的相关冲动。

住院治疗

在治疗的初期阶段，有些人如果没有持续不间断的支持的话，就无法对抗暴食症，这类人需要选择住院治疗。住院治疗是指一天二十四小时都待在医院之中，连续进行长达数周的治疗。在治疗几周之后，病人可以选择回家度周末，并且/或者可以转至日间治疗。

在有些地区，可能没有日间治疗的条件，因此住院治疗可能是相关病患的唯一选择。

药物治疗

除了本书所提供的帮助和寻求专业治疗师帮助之外，另一种你可以考虑的治疗方式是药物治疗。虽然单独使用药物治疗通常不能够彻底治愈暴食症，但是这种治疗方法可以作为你治疗计划的一部分。药物治疗可能会为你提供一些额外的帮助，如此一来，你完全康复的几率就会相应增加。

市场上现有的药物，有的可以帮助减少暴饮暴食的冲动，有的可以帮助减少刚刚开始尝试正常饮食时出现的胃痛以及腹胀症状，还有的药物可以解决一些和暴食症有关的问题，例如抑郁、焦虑，以及失眠（Molleken，2000）。如果你正在考虑使用药物治疗，那么最好是咨询一下家庭医生或是药剂师，他们可以帮助你答疑解惑并为你开出合适的药方。当你决定采用药物治疗时，可能会因此而产生恐惧感和担忧，这些都是正常的。如果你有所担忧的话，应该向相关人士倾诉，让他们帮助你解除困惑。

抗抑郁药物

对于很多患有暴食症的人而言，抗抑郁药物可以帮助他们减少暴饮暴食的冲动以及症状发作的次数。即使你并未感觉抑郁，抗抑郁的药物也可以帮助减少暴饮暴食的冲动。当然，如果你同时还受到抑郁症以及/和焦虑症的困扰的话，那么选择服用抗抑郁症药物就更为合适了。抗抑郁的药物有很多种，它们都可以帮助减少暴饮暴食发生的几率。当下，人们会首选选择性5-羟色胺再摄取抑制剂，即SSRI类药物，包括氟西汀、氟伏沙明、帕罗西汀、舍曲林，以及西酞普兰。因为这类药物相对而言更为安全，副作用更小。SSRI类药物对于暴食症、抑郁症、恐慌症，以及强迫症的治疗功效已经得到了证实。所有这些症状都与大脑中的血清素失衡有关，而SSRI类药物可以帮助调节血清素平衡，从而减少相关症状的发生（Mollekin，2000）。

一项关于暴食症治疗的重要研究表明SSRI类药物可以减少暴饮暴食和清胃行为，减轻患者对于体重以及身材的担忧，缓解抑郁症和焦虑症症状（氟西汀暴食症厌食症协作研究小组，1992）。总体而言，研究显示，比起SSRI类药物治疗，认知行为治疗的效果更胜一筹，但是相关药物的确可以帮助一些病人取得更理想的治疗效果。（Zhu，Walsh，2002）。

如果你决定服用抗抑郁药物的话，那么必须明白药物产生作用需要六周

第13章 寻求特殊帮助

左右的时间。还应该注意正确的服药剂量，并保证按时服药。如果服药之后你会呕吐的话，那么药物将不能够很好地被身体所吸收，从而无法产生应有的功效。因此每天你应当选择自己没有呕吐冲动的时刻来服用药物。治疗暴食症的话，需要使用的 SSRI 类药物的剂量要比单纯治疗抑郁症大。我们以氟西汀为例，每次 60 毫克的剂量就比较合适。如果你服药后感觉到效果不错，那么建议你在接下来的六个月至一年的时间之内继续按规定的剂量使用，在这期间，不要考虑减少剂量。如果你觉得该药物的疗效一般，那么治疗医师会帮助你尝试改变剂量或者是换用其他的药物来适应你的需求（Mitchell，Zwann，1993）。

服用 SSRI 类药物可能存在的副作用包括产生烦乱感、失眠、镇定、头疼以及性功能失调。在目前的 SSRI 类药物之中，仅有帕罗西汀被证实可能会导致体重增加，如果使用该药物的话，那么在治疗过程之中应当进行适当监控。对抗暴食症这一任务本来就已经够艰巨了，如果药物治疗引起体重增加从而给患者带来更大的压力的话，将不利于康复治疗的顺利进行。服用抗抑郁症药物不会上瘾，如果你的病情已经得到了控制，无须继续服用这类药物的话，那么需要慢慢减轻剂量，以避免立即停止服药产生负面影响。

治疗肠胃不适的药物

药物可以帮助缓解暴食症给肠胃系统所带来的压力，并减少胃酸逆流、腹胀，以及其他的不舒服感觉。这类症状会使正常进食变得十分困难，并且会导致呕吐、服用泻药、运动，以及/或限制饮食冲动的产生。虽然在你遵循正常饮食习惯之后，腹胀和不舒服感会慢慢减退，但是多潘立酮会加速你的消化系统的运转，并帮助减轻治疗初期阶段的应对困难。这类药物中的另外一种是西沙必利。但是，当下，医生们已经很少建议病人服用此药物了，因为该药最近被证实会引起心率异常，甚至可能会导致死亡（Molleken，2000）。

应对睡眠问题的药物

暴食症患者普遍会受到睡眠问题的困扰。有些人表现得难以入睡，有些人夜间容易惊醒，还有些人早晨会醒得很早。这些问题会导致正常睡眠被剥夺，并且会加剧暴食症所引起的心理压力和其他症状，尤其会增加患者的焦虑感，导致他们精神无法集中，易于产生烦躁易怒感。一旦你的饮食习惯恢复了正常化，摆脱了暴食症症状的困扰，睡眠问题通常就会迎刃而解了。在某些情况下，也不排除睡眠问题会继续干扰你的可能，因为失眠是由潜在的抑郁引起的。在这种情况之下，你需要首先治疗自己的抑郁症，然后才能够期望睡眠质量得到改善。

当前，市场上有很多用于治疗失眠症状的药物。你的医生可以帮助你决定哪种药物最适合你。治疗失眠的药物不能够长期使用。新近发明的药物（例如佐匹克隆和唑吡坦）疗效不错，因为它们能够为患者提供一种和自然睡眠模式相近的睡眠，一般失眠药物会令服药者在第二天产生头疼欲裂的感觉，而这类新兴药物则不会有如此大的副作用。一般不建议在药店购买非处方类治疗失眠的药物，因为这类药物不能够为患者提供正常的睡眠模式，服药一段时间之后，药效可能就会变得不明显（Molleken，2000）。

治疗建议

很明显，你是最了解自己病情的人，并且所有最终的治疗决定都需要由你做出。以下仅是我们对你采取特殊治疗的一些建议。如果情况允许的话，最好选定一位治疗师，以求自己能够获得康复所需的专业化的帮助和支持。总的来说，治疗是一种保持情绪健康的好办法。在你接受一位专业的治疗师的帮助之后，她或他可以帮助你决定是否应当采用更为强化的治疗或是小组治疗。

很多暴食症患者会选择认知行为疗法。对于有些人而言，心理治疗和药物治疗相结合的方式疗效会更好。如果你同时还受到抑郁症的困扰的话，那么还可以选择服用抗抑郁药物。在进食障碍症状得到控制之后，如果你仍然感到抑郁的话，可以继续服用抗抑郁药物。如果在尝试了本书中所建议的各种治疗方法之后，你仍然还在和暴食症作斗争的话，那么即使你没有抑郁感，抗抑郁药物也会为你的康复提供一些帮助（Mitchell，Zwann，1993）。

第13章 寻求特殊帮助

　　如果你不确定各种治疗方法对自己是否有效，那么也可以选择其中一种进行一番尝试，就当做是一次实验。如果决定不再继续相关治疗的话，你可以告诉治疗师并随时结束治疗。同样地，如果决定不再使用药物治疗的话，你可以咨询自己的医师，请他帮助你停止用药。相关治疗和/或药物可以为你提供克服暴食症所需的额外帮助、维系你的治疗成果，并最大化你的身体和精神健康。

致　谢

　　首先要感谢多伦多综合医院进食障碍症项目组和圣约瑟夫医疗保健中心的同仁们，是你们营造了一个有利于自由交流思想和促进创造性思维诞生的环境，感谢你们对病友们始终如一的关注。还要特别感谢琳达·莫利肯、简·莱克斯特洛姆、苏珊·楚德泽克和朱迪·金对早期的书稿提出的宝贵评论。还要向病友们致以由衷的谢意，正是你们分享的故事才让此书得以出版。我们还要感谢凯瑟琳·苏特克尔和新先驱出版社的工作人员，你们在本书的成书过程中始终给予了极大的支持。

　　最后要感谢莉莉·科尔托、丽莎·狄娜多、马蒂·安东尼、特德·古诺伊恩、达克斯·厄布斯扎特和威廉·哈帕在本书写作过程中所给予的持续支持和帮助；如果没有你们，也就没有这本书的付梓。